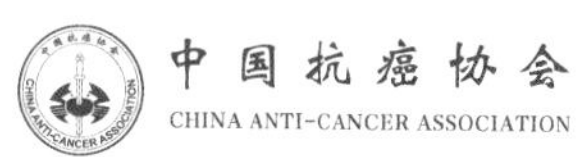

生育保护

中国肿瘤整合诊治技术指南（CACA）

CACA TECHNICAL GUIDELINES FOR HOLISTIC INTEGRATIVE MANAGEMENT OF CANCER

2023

丛书主编：樊代明

主　　编：王丹波　叶定伟　金　丽

天津出版传媒集团

天津科学技术出版社

图书在版编目(CIP)数据

生育保护 / 王丹波, 叶定伟, 金丽主编. -- 天津 : 天津科学技术出版社, 2023.5
("中国肿瘤整合诊治技术指南(CACA)"丛书 / 樊代明主编)
ISBN 978-7-5742-0872-8

Ⅰ. ①生… Ⅱ. ①王… ②叶… ③金… Ⅲ. ①肿瘤—诊疗②生育力—保护 Ⅳ. ①R73②R339.2

中国国家版本馆CIP数据核字(2023)第044351号

生育保护
SHENGYU BAOHU
策划编辑: 方　艳
责任编辑: 胡艳杰
责任印制: 兰　毅
出　　版: 天津出版传媒集团
天津科学技术出版社
地　　址: 天津市西康路35号
邮　　编: 300051
电　　话: (022)23332695
网　　址: www.tjkjcbs.com.cn
发　　行: 新华书店经销
印　　刷: 天津中图印刷科技有限公司

开本 787×1092　1/32　印张 5.375　字数 60 000
2023年5月第1版第1次印刷
定价: 64.00元

孙　阳　田小飞　汪　辉　汪希鹏　王　晨　王纯雁
王　丹　王登凤　王　辉　王慧芳　王瑾晖　王　莉
王　宁　王人杰　王世宣　王　涛　王新宇　王秀霞
温　灏　吴　郁　夏百荣　徐　珽　薛　敏　闫存玲
杨　洁　杨祖威　于晓辉　俞　梅　袁　勇　岳　瑛
翟　青　张　姬　张开颜　张　颐　张翼海　张　颖
张　瑜　张宗峰　赵卫东　赵喜娃　郑　虹　智　多
周承亮　周　峰　周慧梅　周圣涛　朱　虹　朱颖军
庄　炫　卓长华　邹冬玲

编写秘书（以姓氏拼音为序）

陈慧汐　冯　静　黎思健　刘　洋　张珂铭　张馨月

目录 Contents

前言

癌症是威胁人类生命健康的主要杀手之一，随着医学的科学技术进步，人们对肿瘤发病机理的认识，以及早期诊断早期治疗的技术不断更新，肿瘤治疗模式越来越多元化发展，因此，肿瘤患者治愈机会大幅增加，生存期也在延长。同时，肿瘤发病年龄有年轻化趋势，伴随着晚婚晚育的社会现象，使具有生育要求的肿瘤患者越来越多，肿瘤治疗同时，生育保护越来越受到关注。

生育保护包括：①生殖器官保留；②生育力保护：对可能引起生育能力下降的各种因素采取早防早治及手术、药物或辅助生殖技术等一些特殊的保护措施，维持生殖内分泌功能或生殖潜能，以达到产生遗传学后代的能力；③生育力保存技术：指保存卵子、精子或生殖组织的方法和手段。有生育要求的肿瘤患者在肿瘤治疗中对生育保护的实践指南尚不完善，特别是肿瘤治疗中与交叉学科相关的生殖器官保留、生育力保护和生育力保存技术等容易被忽视，而顾此失彼现象也是困扰问题，只有利用多学科整合优势，才能让肿瘤患者实现生育愿望。

我们整合了中国妇科肿瘤、泌尿生殖肿瘤、辅助生殖、产科等相关领域的专家，制定肿瘤生育保护技术指南，包括生殖器官肿瘤患者生殖器官保留的治疗、毗邻器官肿瘤治疗的生育力保护、肿瘤常用治疗技术的生育力保护、肿瘤患者生育力保存技术四大篇章，旨在为临床应用提供规范、全面、具体的生育保护技术科学实践指南，推动我国生育保护工作的有序发展。主要技术汇总见如下。

表1　生育保护技术汇总表

简称	技术名称	技术类别	肿瘤
eCC-SOS	早期宫颈癌保留生殖器官的手术	器官保留	宫颈癌
EC-SOS	子宫内膜癌保留生殖器官的手术	器官保留	内膜癌
OV-SOS	卵巢癌保留生殖器官的手术	器官保留	卵巢癌
GTN-SOS	妊娠滋养细胞肿瘤保留生殖器官的手术	器官保留	妊娠滋养细胞肿瘤
PCa-NSRP	前列腺癌保留神经的手术	生育力保护	前列腺癌
PCa-PPI	阴茎假体植入手术	生育力保护	前列腺癌
PC-SOS	阴茎癌保留生殖器官的手术	器官保留	阴茎癌
TC-SOS	睾丸癌保留生殖器官的手术	器官保留	睾丸癌
UC-SPC	膀胱癌保留性功能的手术	生育力保护	膀胱癌

续表

简称	技术名称	技术类别	肿瘤
RC-PANP-TME	直肠癌保留盆腔自主神经的直肠全系膜切除术	生育力保护	直肠癌
CT-FP	化疗中的生育力保护技术	生育力保护	泛肿瘤
RT-FP	放疗中的生育力保护技术	生育力保护	泛肿瘤
EC-FP	肿瘤患者的胚胎冷冻技术	生育力保存	泛肿瘤
EF-FP	肿瘤患者的卵子冷冻技术	生育力保存	泛肿瘤
OF-FP	肿瘤患者的卵巢组织冷冻技术	生育力保存	泛肿瘤
SBT-FP	精子库技术	生育力保存	前列腺癌
AET-FP	人工取精技术	生育力保存	泛肿瘤

SOS：save organ surgery，保留器官手术；FP：fertility protection，生育保护；SPC：sexual preserving cystectomy，保留性功能膀胱切除手术；NSRP：nerve-sparing radical prostatectomy，保留性神经前列腺癌根治术；PPI：penile prosthesis implantation，阴茎假体植入术；TME：total mesorectal excision，全直肠系膜切除；PANP：pelvic autonomic nerve preservation，保留盆腔自主神经。

第一章

生殖器官肿瘤治疗的生育保护

生殖器官常见恶性肿瘤包括宫颈癌、子宫内膜癌、卵巢癌、妊娠滋养细胞肿瘤、前列腺癌、阴茎癌及睾丸癌，这些器官肿瘤治疗过程直接影响生育功能，都可能导致患者的生育能力暂时性或永久性丧失。因此，本章将针对具备保留生育功能适应证的患者获得规范的治疗技术实践指导，使患者获得保留生育功能的肿瘤治疗。

一、宫颈癌治疗的生育保护

2020年最新统计宫颈癌的发病率位于女性肿瘤第5位，近年来发病年轻化趋势明显，新发宫颈癌患者中15~44岁患者占比约31%，因此早期宫颈癌患者生育力保护技术具有重要价值。为年轻有生育需求的患者选择性提供保留生育功能治疗，在不影响肿瘤学结局的前提下，带来生育希望。

（一）宫颈的解剖位置、结构与生理功能

子宫是孕育胎儿的重要生殖器官，宫颈为子宫的重要组成部分。宫颈管黏膜内腺体分泌碱性黏液，可形成黏液栓堵塞宫颈管，防止细菌侵入，是女性生殖系统的生理屏障之一；排卵期，受大量雌激素影响，宫颈管变柔软，宫颈口微开如瞳孔状，黏液量增加10倍以上，质薄如蛋清，有利于精子通过，促进妊娠，特别是孕早期

宫颈黏液在孕激素作用下的改变对妊娠具有保护作用。

宫颈是保证胎儿在宫内安全生长直至妊娠足月的门户，也是胎儿娩出的通道。宫颈管肌肉和结缔组织的走向呈螺旋状，具有括约作用。正常宫颈质地中等，宫颈内口处于关闭状态，直到足月分娩时才逐渐变软展平，并随产程进展逐渐扩张，胎儿通过扩张宫颈再经阴道娩出母体。宫颈机能不全是引起习惯性晚期流产和早产的原因之一。

（二）宫颈癌影响生育的机制

宫颈癌将导致宫颈丧失正常生理功能。宫颈癌的标准治疗包括根治性子宫切除手术和根治性放射治疗，肿瘤治疗的同时生育力丧失，根治性放射治疗会直接导致子宫和卵巢的生理功能遭到破坏，不适合保留生育功能。宫颈癌患者卵巢转移率低，仅0.2%~0.8%，早期病变局限，且预后良好，经过谨慎评估后可以选择保留生育功能的手术治疗。保留生育功能的手术治疗主要包括宫颈锥形切除术、宫颈切除术及宫颈根治性切除术（radical trachelectomy，RT）。

（三）生殖器官保留的宫颈癌手术治疗

1.适应证

①有强烈生育愿望；②年龄≤45岁；③病灶局限于

宫颈，未侵犯宫颈内口；④FIGO分期（2018）ⅠA1—ⅠB1期，部分选择性的ⅠB2期；⑤无淋巴结转移；⑥病理类型为鳞癌、腺癌和腺鳞癌。

2.禁忌证

①特殊病理类型：神经内分泌癌、胃型腺癌、癌肉瘤等。②经多学科诊治（multiple discipline team，MDT）评估，无生育能力、有妊娠禁忌证等。

3.手术类型

（1）宫颈锥形切除术

宫颈锥形切除术包括冷刀锥切术和电环形切除术。主要适用于无淋巴脉管浸润（LVSI）的ⅠA1期宫颈癌。

手术标准：①切缘至少有3 mm阴性距离；②阴道镜评估病变范围、转化区类型，指导锥切的深度及面积，切除深度至少为10 mm，可增加到18~20 mm；③尽量整块切除，保持标本完整性；④切除组织形状和深度需与术前评估的病灶大小、形状和部位一致；⑤宫颈管可疑浸润性腺癌与原位腺癌，应行窄高锥切，延至宫颈内口，以免遗漏导致宫颈管病变；⑥送病理切缘：内切缘为宫颈管内口处；外切缘为宫颈阴道部；基底侧切缘为宫颈纤维间质离断面切缘。宫颈内切缘和基底侧切缘阳性者病变残留风险明显高于外切缘阳性者。

（2）宫颈根治性切除术

宫颈根治性切除术主要适用于ⅠA1期伴有淋巴脉管浸润（LVSI）、ⅠA2期、ⅠB1期及部分ⅠB2期宫颈癌。RT技术比较成熟，入路可选择经腹或经阴道，在保证无瘤保护前提下，也可选择腹腔镜或机器人辅助腹腔镜手术。

手术要点：①淋巴结切除或前哨淋巴结显影活检：术中先要判断盆腔区域性淋巴结情况，如冰冻快速病理有淋巴结转移，需放弃保留生育功能。②确定安全切缘：早期宫颈癌很少向上侵犯宫体，主要向侧方宫旁转移，或向下侵犯上段阴道，因此，建议阴道切缘1~2 cm，宫颈旁输尿管水平切除主韧带（1~2 cm），兼顾功能影响最小，ⅠB1期保证阴性切缘5~8 mm；ⅠB2期首选经腹路径手术，阴性切缘8~10 mm。③可以酌情行“宫颈内口环扎”（图1）。

宫颈根治性切除术后辅助化疗指证：肿瘤直径≥3 cm，深肌层浸润>1/2，伴LVSI。化疗方案可考虑紫杉醇联合卡铂化疗3~6个疗程，化疗期间同时使用GnRH-a保护卵巢功能。

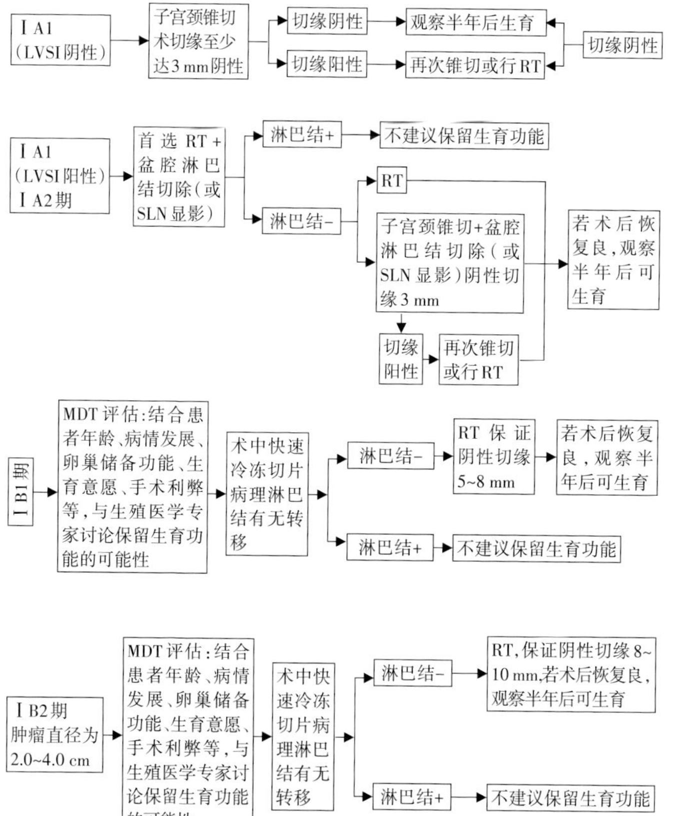

图1　保留生育功能的宫颈癌临床诊疗流程

（四）保留生育功能的宫颈癌新辅助化疗

宫颈根治性切除术无论是阴式、开腹或微创路径，术后患者因宫颈机能障碍导致妊娠率低、流产率高一直是保留生育的最大难题。我国多中心研究表明，宫颈癌保留生育功能术后总妊娠率为26.0%，活胎率仅为16.9%，其中开腹术后妊娠率最低，仅为8.8%。越来越多探索性研究，例如，利用新辅助化疗（neoadjuvant chemotherapy，NACT）缩小瘤体而使手术范围缩小，可提高术后活胎率。相关Meta分析纳入了18项研究，主要筛选FIGO分期（2009）为ⅠB1—ⅡA1期、病灶大小为2~4 cm、无淋巴结转移的249例宫颈鳞癌患者接受新辅助化疗后再行保育手术，NACT方案以含顺铂化疗药为主，后续保育手术40.4%经阴道RT，12.3%经腹RT，11.4%经腹腔镜下RT，22.8%行冷刀锥切术，7%经阴道单纯宫颈切除术，6.1%行锥形激光术。结果显示总活产率达76.6%，其中早产率为9.4%，肿瘤复发率仅6.1%。因此，先行新辅助化疗再行保留生育功能手术，特别对病灶直径大于2 cm的患者，值得密切关注。

联合新辅助化疗的保留生育功能的宫颈癌手术还处于探索阶段，建议充分知情选择，严密监测术后随访。该治疗方式只推荐于宫颈鳞癌和腺癌，宫颈腺鳞癌新辅助化疗后保留生育功能目前争议较大，鉴于同等危险因素条件下较宫颈鳞癌或腺癌预后差，建议谨慎选择。

治疗流程：一般先行腹腔镜下盆腔淋巴清扫和/或腹

主动脉旁淋巴结取样，确定阴性再行NACT，然后行RT。动脉栓塞化疗会影响卵巢功能，以保育为目的的NACT建议采用静脉化疗。化疗中可考虑联用GnRH-a，大量研究证实GnRH-a对保护卵巢功能、预防卵巢功能早衰有益。

（五）生殖器官保留的宫颈癌手术治疗的康复与生育评估

宫颈癌保留生育功能的诊治应重视整合医学倡导的多学科整合诊治（holistic integrative management，HIM）的作用，制定个体化整合诊治方案，实现最大化整合诊治效果。

1.宫颈机能恢复

宫颈根治性切除术导致宫颈机能障碍是影响术后妊娠率或活产率的主要原因，宫颈环扎术是恢复宫颈机能的主要方式。首选在RT术中同时行宫颈环扎，环扎材料可选Mersilene、Gore-Tex或Gynemesh等。对术中未行宫颈环扎或环扎线脱落者，建议在孕前评估其残留宫颈长度及宫颈功能，必要时可在孕前或妊娠早期经腹腔镜或经阴道行宫颈环扎。环扎不理想者可进行再次环扎以达到预期目标。

2.妊娠时机

手术后未接受辅助化疗者建议术后半年可以尝试妊娠。接受过新辅助或辅助化疗者建议化疗结束1年后再尝试妊娠。计划妊娠前肿瘤监测评估，无肿瘤复发迹象可按照计划实施。

3.生育评估及辅助生殖

早期宫颈癌保留生育功能治疗前，需进行生育力评估；治疗后、孕前需再请生殖医生评估，必要时性伴侣同时行生育力评估。

（1）基本检查

通过B超、心电图、肝肾功能、传染病、血压等相关辅助检查评估心肝脾肾等机能状态；生殖道有无感染：阴道炎、宫颈炎、子宫内膜炎、支原体衣原体感染、HPV（乳头瘤病毒）感染、病毒感染。

（2）卵巢功能评估

通过内分泌包括雌/孕激素、FSH、LH、FSH/LH比值、B超观察基础窦卵泡数、抗苗勒氏激素检测（AMH）等指标，判断卵巢储备功能是否完备。

（3）输卵管检查

必要时阴道超声监视下子宫输卵管造影（SHSG）：

可清楚显示造影剂填充的宫腔及输卵管腔，提供通畅情况、梗阻部位、输卵管形态及内腔的病变等信息，有助于判断输卵管走行及梗阻部位。

若存在不孕不育因素或试孕1年仍未妊娠者则需转诊生殖医学专家。常用辅助生育技术包括：促排卵、宫腔内人工授精（IUI）和体外受精-胚胎移植（IVF-ET）等。宫颈切除术后残余重塑的宫颈外口粘连是常见现象，发生率较高，术后宫颈粘连易导致宫腔积液、经血排出不畅，宫腔积血及降低妊娠率、继发不孕。为避免术后宫颈粘连、狭窄，一般术后1个月常规行宫颈口扩张。是否使用预防宫颈外口粘连的工具，目前暂无指南推荐，但众多文献报道，使用预防宫颈外口粘连工具（如导尿管、Smit套管）可减少术后宫颈管粘连的发生。中山大学孙逸仙纪念医院妇瘤科经验是联合使用“宫颈环+硅胶管”放置半年，然后取出，可减少宫颈粘连发生。由于宫颈切除术后残余宫颈较难定位，部分患者宫颈狭窄导致胚胎移植器械难以进入宫颈口需行宫颈扩张，有些还需要多次扩张甚至长期放置导尿管或宫颈扩张管，这些都会降低辅助生殖技术的成功率，导致受孕失败或需多次受孕。需要注意的是，辅助生殖技术增加了单次妊娠的胎儿数量概率，同时也增加了流产和早产风险，为此建议在实施辅助生殖技术时尽量防止多胎妊娠，建议移植一个胚胎。

4.产科处理

保留生育功能后妊娠期间建议：①目前认为卧床对预防流产及早产的益处并无明确的证据，加之孕期高凝容易有血栓，所以建议正常生活，适量活动，建议从14周开始定期产检，可考虑每2~4周复查阴式超声，监测宫颈长度、内口是否扩张及形态改变；②为减少孕期感染和未足月胎膜早破，每次产检要评测有无细菌性阴道病；③出现流产迹象、宫口开放时，可以选择紧急环扎术，但超过28周则不建议行宫颈环扎术。

宫颈锥切术术后妊娠的分娩方式由产科医师全面评估决定，无绝对剖宫产指征，RT术后妊娠的分娩方式建议选择剖宫产术；如流产需终止妊娠时，根据宫颈管解剖、妊娠周数可选择负压吸宫、钳刮术或剖宫取胎术。

5.疾病随访

无论是否成功妊娠，治疗结束2年内，仍需每3~6个月随访1次，治疗结束3~5年，每6~12个月随访1次，除常规肿瘤复查外，宫颈液基薄层细胞检测（TCT），

HPV检测也应纳入检测项目。

（六）完成生育后的治疗

宫颈锥切后复发率为1.4%~3.7%，而根治术后复发率仅为1.0%。宫颈根治性切除术后生育的患者，生育并未影响肿瘤的结局。建议完成生育后无须预防性切除子宫。少数患者产后因随访条件差，可以知情选择预防性全子宫切除术。

二、子宫内膜癌治疗的生育保护

子宫内膜癌（uterus endometrial cancer，EC）是妇科最常见的恶性肿瘤之一，发病率不断升高。发病年龄多为绝经后与围绝经期，但仍有高达14%的患者为育龄期女性。子宫内膜癌的一线治疗方案为“全子宫+双附件”切除术，使年轻患者彻底丧失生育功能。现代女性结婚、生育的年龄延迟，使得越来越多患者在诊断子宫内膜癌时尚未完成生育或仍有生育要求，因而，对子宫内膜癌患者行保留生育功能治疗十分必要。

从发病机制分析，长期雌激素刺激无孕激素抵抗是导致子宫内膜癌的主要原因之一，以孕激素为基础的保守治疗方法可以一定程度上逆转内膜病变，且育龄期女性发现的子宫内膜癌大部分为早期、高分化、雌激素和孕激素受体阳性，发生淋巴结转移或卵巢转移风险低，仅为1%~2%，为子宫内膜癌患者的生育力保存与保护提供了可行性依据。

（一）子宫体的解剖与生理功能

子宫是孕育胎儿的重要内生殖器官，位于骨盆腔中央，呈倒置的梨形。子宫上部较宽，称子宫体，其上端隆突部分，称宫底，子宫底两侧为子宫角，与输卵管相通。子宫的功能是孕育胚胎，为胎儿提供场所，为非孕期产生月经提供场所。子宫内膜会随卵巢周期发生变化，增殖期在雌激素作用下，内膜厚度自0.5 mm增厚至3~5 mm；分泌期受到卵巢分泌的孕激素影响，内膜厚且松软，利于受精卵着床；月经期由于孕酮和雌激素作用减退，子宫内膜发生崩解脱落，碎片及血液从阴道流出，即月经来潮。

当女性内分泌发生紊乱时，雌孕激素分泌出现异常，会导致子宫异常出血；内膜缺乏孕激素对抗时会发生子宫内膜增生，甚至癌变。

（二）生殖器官保留的子宫内膜癌治疗适应证与禁忌证

1.适应证

①患者保留生育愿望强烈，充分知情保留生育治疗

并非标准治疗方式；②年龄≤40岁，无遗传性癌症风险；③FIGO分期ⅠA期（病变局限于子宫内膜）；④组织学类型为高分化子宫内膜样腺癌；⑤影像学排除子宫外转移；⑥生育力评估卵巢功能尚佳；⑦无药物应用禁忌证；⑧有良好的依从性，能规律随诊。

2.禁忌证

①特殊组织学类型：如浆液性癌、透明细胞癌、癌肉瘤、神经内分泌癌等；②分化差的内膜样癌；③严重的肝肾功能异常、高凝状态等无法耐受大剂量孕激素等药物治疗者；④其他严重的子宫病变或合并症不适合妊娠者；⑤Ib期及以上的子宫内膜癌患者；⑥如有条件完善分子分型检测，对于高拷贝型不良预后亚型，不建议保留生育功能。

（三）治疗前的评估

确定患者是否满足以上条件，需要进行全面的评估。

（1）全面的病史采集及体格检查。

（2）宫腔镜或诊刮进行子宫内膜取样，确定组织学类型和分级，有条件的可以进行分子分型检测。

（3）影像学检查CT和/或MRI，建议首选MRI，明确无卵巢累及、无淋巴结转移以及宫颈间质侵犯，无深肌层浸润。

（4）肿瘤标记物检查，特别关注有无CA125的升高。

（5）生育力评估，包括但不限于AMH、FSH及卵巢窦卵泡数计数。

（6）乳腺超声等检查，排除其他可能伴发肿瘤。

（7）进行肝功能、肾功能、血脂等相关生化检查，行双下肢超声检查除外双下肢血栓，明确有无药物应用禁忌。

（四）药物为主的保留生育功能综合治疗策略

子宫内膜癌保留生育功能治疗原则以高效孕激素治疗为主，包括系统全身用药联合局部药物应用、内分泌治疗及宫腔镜下病灶切除术等，全程管理及监测。

（1）进行以妇科为主导，影像科、生殖医学科、病理科、内分泌科等共同参与的多学科会诊，对合适的患者进行遗传咨询或基因检测，制定个体化治疗策略。

（2）建议患者在内分泌或妇科内分泌医生指导下积极去除导致内膜病变的高危因素，肥胖者建议减重；合并2型糖尿病或胰岛素抵抗者，可考虑同时使用二甲双胍每日750~2000 mg，提高治疗有效率。

（3）宫腔镜切除病灶辅助内分泌治疗：宫腔镜下病

灶切除术，减少肿瘤负荷，提高疗效，缩短达到完全缓解（CR）所需时间。注意：操作时间不宜过长，膨宫压力适当调低，防止医源性肿瘤扩散，并注意预防宫腔粘连。

（4）口服孕激素治疗：醋酸甲羟孕酮和醋酸甲地孕酮是最常用的药物，能取得较高的缓解率和一定的妊娠率。醋酸甲羟孕酮每日250~500 mg，或醋酸甲地孕酮每日160~320 mg，可分2~3次口服，持续应用3~6个月，并分别在用药3个月与6个月时行影像学及组织学评估。治疗期间可根据有无阴道出血、子宫内膜厚度的变化在上述剂量范围内增减剂量。数据显示，口服孕激素治疗的完全缓解（CR）率为60.17%~88.7%，妊娠率30.4%~52.0%，复发率15.8%~36.7%。

（5）含左炔诺孕酮的宫内节育系统（LNG-IUS）：局部孕激素应用可以避免口服药物的全身作用，包括体重增加、血栓风险、肝功能异常等，适合有肥胖、糖尿病等并发症及肝功能异常的患者。但亦需要在3个月与6个月时行影像学及组织学评估，必要时更换。近期一项回顾性研究显示，单用LNG-IUS治疗的复发率较高（38.5%）。建议根据情况将LNG-IUS与口服孕激素或促性腺激素释放激素激活剂（GnRH-a）联合使用。

（6）其他药物：芳香化酶抑制剂，例如来曲唑2.5 mg，一日1次口服。

对于药物综合治疗疗效欠佳患者，需要全面评估疾病状态，除外疾病进展。根据病人合并症及激素状态，酌情调整药物，或终止保留生育功能治疗，行手术治疗。如暂时没有生育意愿，推荐孕激素为主的维持治疗，包括口服孕激素维持治疗、置入含左炔诺孕酮的宫内节育系统（LNG-IUS），并严密随访，每3~6个月行B超随访内膜情况，必要时行内膜活检。

（五）药物治疗的辅助管理

1. 药物治疗期间的疗效监测

治疗期间每3个月进行一次内膜活检评估疗效，可进行诊刮或宫腔镜联合诊刮。治疗满3个月评估，如果病变逆转，可再用药治疗至6个月，直到连续两次内膜活检阴性，亦有文献报道，3个月时达到CR可考虑妊娠；治疗3个月评估病变未逆转者，需要治疗至6个月，并进行宫腔镜评估。如果用药治疗6个月时病变逆转，鼓励尽快怀孕或助孕。文献报道内膜癌保守治疗6个月的CR率为87%~95.3%。若药物治疗6个月病变仍未逆转者，建议终止保留生育功能治疗，行手术治疗，特殊情况下可考虑再继续药物治疗3个月，可以采用原方案，或者更改药物。对已经连续两次病变逆转的女性，建议每6~12个月进行一次内膜活检。流程管理见图2。

2.不良反应监测

长期大剂量孕激素的应用可能发生体重增加、水肿、头痛、不规则阴道流血、肝肾功能受损及血栓风险，要定期随访，每月监测肝肾功能，定期血栓风险评估。

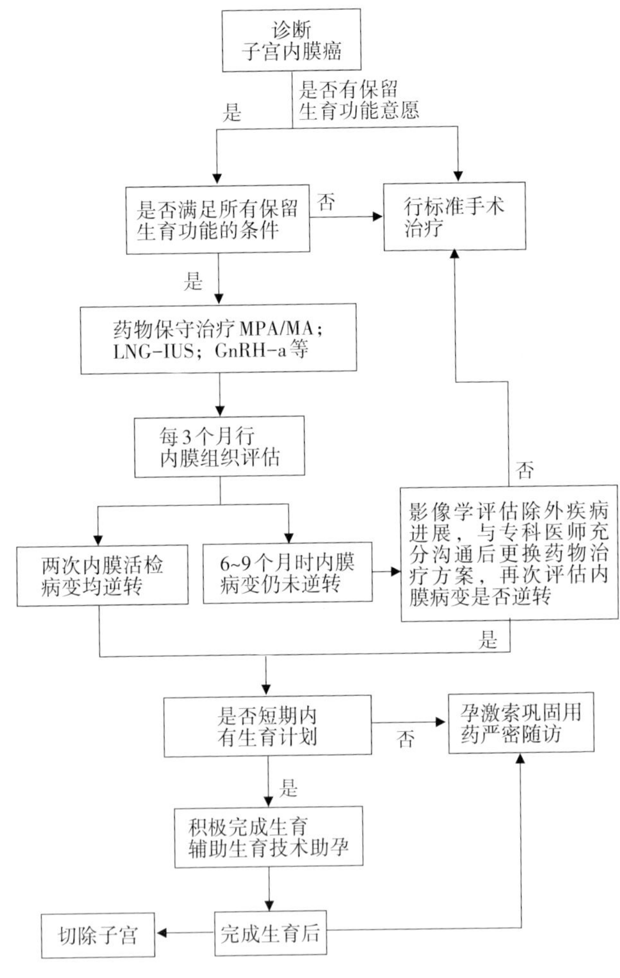

图2 子宫内膜癌生育力保留与保护流程图

（六）保留生育功能治疗后生育

1. 妊娠时机

内膜癌保留生育功能治疗完全缓解后，建议尽快妊娠。进行全面生育力评估后，给予患者最佳妊娠方式建议。无不孕症因素的患者可以尝试自然妊娠，但由于内膜病变患者很多存在代谢异常及排卵障碍，自然妊娠率低，所有子宫内膜癌药物治疗后CR的患者均建议行辅助生育技术助孕。

2. 随访

治疗达到CR后建议尽快妊娠，助孕前准备期间推荐维持治疗。

3. 生活方式干预

年轻子宫内膜癌患者多伴有多囊卵巢综合征（polycystic ovary syndrome，PCOS）或代谢综合征（metabolic syndrome，MS），这些患者大多肥胖、合并排卵功能障碍、肝肾功能异常及血糖血脂代谢异常，在助孕治疗前建议进行生活方式干预，减体重、控糖降脂等治疗，应用二甲双胍有助于改善卵母细胞质量及产科结局。

4. 助孕方式选择

子宫内膜癌患者具有内分泌相关不孕因素的患者较

多，建议所有患者积极进行生育指导，研究显示接受任何形式的助孕治疗，活产率是未接受助孕者的5.9倍。在助孕治疗前建议进行遗传肿瘤综合征相关基因筛查，如引起Lynch综合征（遗传性非息肉病性结直肠癌，HNPCC）的MLH1、MSH2、PMS2、MSH6等基因检测，以及引起Cowden综合征的PETN基因检测，并可选择通过单基因遗传学筛查，移植表型正常的胚胎（即PGTM技术）进行子代阻断。选择PGTM前，应充分告知患者相关风险，例如获得囊胚的数量受年龄、卵巢储备等多种因素的影响；理论上50%的胚胎不携带致病性基因突变，但并不意味着每例患者获得的囊胚中有50%不携带致病性突变，有时这种概率可能为零。

助孕治疗时可以同时放置LNG-IUS，以20 μg/d恒定剂量持续性释放左炔诺孕酮，抑制子宫内膜增殖，从而起到保护子宫内膜的作用，同时不影响卵子和胚胎的质量，妊娠率和活产率也同对照组无明显差异。不孕症合并早期内膜癌患者药物保守治疗后IVF-ET助孕是相对安全有效的，虽然促排卵过程有超生理水平的雌激素，但是取卵后黄体产生孕激素及常规外源性孕激素黄体支持及时对内膜进行转化，因此促排卵过程中高水平雌激素是一过性的，而非持续性，因而对病变复发及预后无明显不良影响。妊娠指导与助孕流程详见图3。

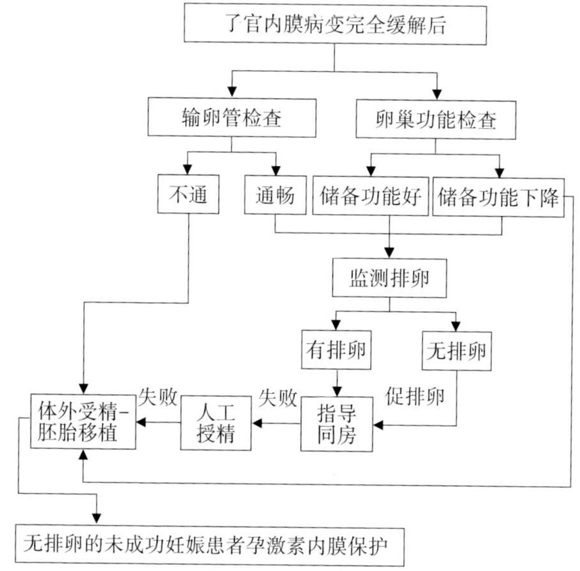

图3　子宫内膜癌保留生育功能治疗CR后助孕流程图

（七）孕妇围产期管理

1.妊娠期监测

（1）孕期严密监测患者糖尿病合并妊娠、妊娠期糖尿病、妊娠期高血压疾病、高脂血症、甲状腺功能异常等妊娠期代谢系统相关并发症，一旦诊断，参照相应的临床指南进行管理。

（2）评估发生静脉血栓栓塞症的风险。

（3）监测胎盘位置，警惕前置胎盘或胎盘植入。

（4）监测胎儿生长发育过程，警惕胎儿宫内生长受限或长成巨大儿。

2.分娩期处理

终止妊娠的时机及分娩方式根据产科指征决定，子宫内膜癌不是剖宫产的手术指征。由于患者具有多次宫腔操作史，存在胎盘粘连、胎盘植入等导致产后出血的高危因素，需积极预防并处理。剖宫产术中可同时行子宫内膜多点活检。随着生育政策的放开，患者可能仍有后续生育计划，不建议剖宫产术中同时切除子宫。

（八）完成生育后的治疗

若患者孕激素治疗成功且已完成生育，没有高质量数据表明是否需要切除子宫。但文献报道CR后短期复发率高达20%~33.2%，总复发率为30%~40%，中位复发时间约15个月（4~66个月），因此，如无再生育计划，可以选择手术切除子宫，根据情况保留卵巢。对于要求保留子宫的患者，应评估内膜癌相关高危因素，根据危险因素持续存在情况而判断复发可能性，可以在严密追踪随访前提下，适度酌情应用口服避孕药物或

LNG-IUS，降低复发概率。一旦再次出现复发，需要积极进行手术。

（九）复发后再次保留生育治疗

子宫内膜癌保留生育治疗后复发，不是再次保留生育的绝对禁忌，需结合患者意愿、适应证和前次治疗反应性，制定治疗方案。复发后再次药物治疗仍然可以获得较高的缓解率，文献报道为82.6%~90.7%，但低于初次治疗的缓解率。

复发患者的二次复发风险会增高，5年内无复发生存率约11.2%，显著低于初治患者，多次复发的患者建议行子宫切除术。

（十）保留卵巢的子宫内膜癌治疗

子宫内膜癌患者保留卵巢释放雌激素会增加术后复发风险，卵巢也可能是子宫内膜癌潜在的转移部位，故规范的子宫内膜癌分期手术需切除卵巢。但卵巢兼具生殖、内分泌两大功能，合成分泌的激素在维持女性第二性征、保持正常生殖及内分泌功能等方面发挥重要作用。研究发现，年龄<45岁的早期子宫内膜样癌患者保留卵巢是安全的。而保留卵巢也是生育力保留与保护的一种模式，但助孕治疗需严格遵照国家法律进行。

子宫内膜癌切除子宫保留卵巢适应证：①组织学G1级子宫内膜样癌，不存在其他高危因素（包括肌层浸润≥1/2、LVSI阳性、淋巴结受累），肿瘤病灶≤2 cm，分子分型非P53突变型；②年龄≤45岁，有保留卵巢的迫切需求；③无遗传性高风险肿瘤家族史，例如遗传性乳腺癌-卵巢癌综合征、Lynch综合征家族史等；④术中探查卵巢外观无异常，排除卵巢转移；⑤腹腔冲洗液细胞学阴性。

三、卵巢恶性肿瘤治疗的生育保护

卵巢恶性肿瘤是妇科恶性肿瘤中死亡率最高的一类肿瘤，不同组织学类型的卵巢恶性肿瘤的临床表现不同，处理和预后亦不尽相同。卵巢恶性肿瘤保留生育功能的手术和治疗方式主要取决于患者的年龄、组织学类型及临床分期。

（一）卵巢的解剖与生理功能

卵巢由骨盆漏斗韧带（也称为卵巢悬韧带）悬吊于盆腔深处，是女性内分泌激素之源，也是产生卵子的器官。卵巢发育主要分为三个阶段：生殖细胞分化、持续的卵泡生长和持续的卵泡闭锁。任何一个阶段都有发生恶性肿瘤的可能，根据发生卵巢肿瘤的病理组织类型决定后续治疗方案。卵巢为成对的生殖器官，也为单侧早期卵巢癌保留生育功能提供了可行性。

（二）卵巢恶性肿瘤影响生育的机制

大多数上皮性卵巢癌患者诊断时已为晚期，远处转移占50%，区域淋巴结转移占22%，局部病变占19%，未分期占9%，累及双侧卵巢时则需要切除双侧卵巢，患者将永久丧失生育能力，因此，上皮性卵巢癌的完全分期手术对于制定治疗计划和预后至关重要，只有Ⅰ期上皮性卵巢癌患者可以保留对侧正常卵巢及子宫，后续可以完成生育。对于恶性生殖细胞肿瘤，不论期别早晚，均可以实施保留生育能力的手术治疗，而Ⅰ期以内性索-间质细胞瘤也可选择保留生育功能的手术治疗。

（三）生殖器官保留的卵巢恶性肿瘤治疗适应证、禁忌证

1.上皮性卵巢癌

对于上皮性卵巢癌患者施行保留生育功能（保留子宫和健侧附件）的治疗应持谨慎的态度，必须经过系统分期和严格评估，同时向患者和家属交代保留生育功能治疗的利弊和风险，征得其理解和同意，并签署书面知情同意书。

适应证：①年龄小于40岁，渴望生育；②ⅠA期或ⅠC期（经全面分期手术确定的手术病理分期）；③组织类型为黏液性癌、浆液性癌、子宫内膜样癌；④对侧卵巢外观正常时一般不推荐活检，必要时行活检组织学检查除外受累；⑤“高危区域”（子宫直肠陷凹、结肠侧沟、肠系膜、大网膜和腹膜后淋巴结）探查及多点活检均阴性；⑥有随诊条件。

禁忌证：如组织学类型为卵巢未分化癌、癌肉瘤、神经内分泌癌等不可保留生育功能。

2.卵巢恶性生殖细胞肿瘤

多数卵巢恶性生殖细胞肿瘤为单侧，对侧卵巢及子宫受累情况比较少见，对“博莱霉素+依托泊苷+顺铂（BEP）”/“博莱霉素+长春新碱+顺铂（BVP）”两种联合化疗方法都很敏感，且切除对侧卵巢和子宫并不改善患者预后，因此，卵巢恶性生殖细胞肿瘤的治疗，只要患者有生育要求，保留生育功能是基本治疗原则，而且不受期别的限制。

3.卵巢性索-间质细胞瘤（SCST）

年轻SCST患者实施保留生育功能手术需综合考虑病理学类型和期别。Ⅰ期以内SCST可选择保留生育功能的单纯卵巢-输卵管切除术。

4.卵巢交界性肿瘤

卵巢上皮性肿瘤包括良性肿瘤、交界性肿瘤及上皮性癌，其中卵巢交界性肿瘤在年轻女性患者群体中高发，有生育需求的患者占比高。保留生育功能治疗前必须向患者和家属交代保留生育功能治疗的利弊和风险，征得其理解和同意，并签署治疗同意书。

适应证：①年轻的、单侧卵巢交界性肿瘤；②双侧交界性卵巢肿瘤，有正常卵巢组织存在；③期别较晚的卵巢交界性肿瘤，无浸润性种植，也可在减瘤基础上保留生育功能。

禁忌证：有妊娠禁忌证。

（四）卵巢恶性肿瘤保留生育功能治疗方式

1.保留生殖器官的卵巢癌分期手术

（1）上皮性卵巢肿瘤

早期卵巢上皮癌保留生育功能的标准全面分期手术包括腹腔细胞学检查（冲洗液或腹水）、患侧附件完整切除、保留子宫及对侧附件、盆腔及腹主动脉旁淋巴结系统切除、结肠下或胃下网膜切除。

卵巢交界性肿瘤需保留生育手术多不主张进行腹膜

后淋巴结切除，且早期患者术后不需要进行化疗。即使晚期患者，仍然可以考虑保留生育功能。

（2）卵巢恶性生殖细胞肿瘤

患侧附件完整切除，避免手术中肿瘤破裂，开腹附件切除是首选，谨慎选择腹腔镜手术，如果选择微创手术应该由有经验的妇科肿瘤医生实施；外观正常的对侧卵巢可以不用活检，可疑对侧卵巢异常时活检；淋巴结没有肿大不需要做系统淋巴结清扫。

早期无性细胞瘤和G 1级的未成熟畸胎瘤手术时需同时全面探查大网膜和腹膜后淋巴结情况，必要时行全面保留生育功能的分期手术。晚期的恶性生殖细胞肿瘤手术目的是减小肿瘤负荷，明确诊断，以期尽早化疗，手术范围恰当以期不影响后续化疗。

2.早期卵巢恶性肿瘤的术后辅助化疗

卵巢上皮性癌，手术病理分期证实为FIGO2014ⅠA期，除特殊高危病理类型，术后可不用化疗，但需要考虑随诊。

卵巢恶性生殖细胞肿瘤，对于高危组织类型及期别较晚，术后辅以及时、足量、规范的一线化疗（BEP方案）；对切除干净的晚期无性细胞瘤可采用卡铂联合

VP16的（CE）方案化疗。同时注意化疗对卵巢的毒性，可同时进行卵巢药物性保护。Ⅰ期G2或G3的未成熟畸胎瘤也可以考虑主动随诊，避免化疗对生育力的伤害，主动随诊后有复发的情况再开始化疗，不影响预后。

（五）生殖评估及随诊

建议组建肿瘤生育学（oncofertility）专家小组，包括妇科肿瘤专家、影像科专家、病理科专家、妇科内分泌专家和生殖医学专家，共同制定诊疗方案。应根据患者的肿瘤解剖部位、组织学类型、临床分期、生育状态、生活方式和偏好、治疗后不育的风险和肿瘤复发的概率等相关因素进行综合考虑，制定个体化的治疗。

1.生殖内分泌评估

以生殖内分泌专家为主，妇科肿瘤医生要参与治疗方案的制定和患者的随访。卵巢功能评估：通过内分泌包括雌/孕激素、FSH、LH、FSH/LH比值、B超观察基础窦卵泡数，抗苗勒氏激素检测等指标，判断卵巢储备功能是否完备。

生殖内分泌相关的治疗包括：排卵监测、促排卵、人工授精、胚胎冷冻、成熟卵子冷冻、不成熟卵子的冻存、卵巢移植和卵巢组织冷冻和移植等。辅助生殖的方案取决于患者的年龄、组织学诊断、治疗类型、是否已结婚或男性伴侣的参与以及患者个人和家属的意愿，推荐多学科团队共同制定适宜方案。

2.妊娠及产科处理

卵巢恶性肿瘤保留生育功能手术后有正常对侧卵巢及子宫，在妇科宫颈癌、内膜癌、卵巢癌三大恶性肿瘤中，妊娠率最高。妊娠后应如期进行产前检查及肿瘤的随诊，分娩方式是以产科医生评估为准，妇科肿瘤的治疗本身不是剖宫产的指征。

3.卵巢恶性肿瘤的相关肿瘤遗传学咨询

上皮性卵巢癌应该筛查相关遗传基因，BRCA基因突变携带者，尤其是BRCA1突变者，卵巢的储备功能较低，对排卵诱导反应差，更容易产生化疗导致的不育。对这些妇科肿瘤患者在咨询化疗后不育可能性的时候应给予高度重视。

对于有家族遗传性肿瘤的患者，采用卵子或胚胎冷冻保存可能获益更大，因为通过胚胎活检可检测相应基因突变，移植前基因诊断也可提供重要的线索和依据。

4.卵巢恶性肿瘤的肿瘤随诊

遵循卵巢恶性肿瘤的组织学类型及分期，对肿瘤患者进行长期随诊。上皮性卵巢癌第1~3年内每3个月随诊1次，3年后半年随诊1次，5年后一年随诊1次；恶性生殖细胞肿瘤以及性索间质细胞肿瘤建议第1年每2~3个月1次，第2年每3~4个月1次，第三年每6个月1次，5年后每年1次。

（六）完成生育后治疗

对于早期上皮性卵巢癌完成生育后依据患者对后续生育能力的需求、年龄、肿瘤分期以及患者及家属的意愿，可以密切随诊或者在特殊情况下选择手术切除子宫及对侧卵巢。卵巢交界性肿瘤、卵巢恶性生殖细胞肿瘤患者年龄较轻，肿瘤治愈后建议密切随诊，仍保留对侧正常卵巢及子宫。

四、妊娠滋养细胞肿瘤治疗的生育保护

妊娠滋养细胞肿瘤（gestational trophoblastic neoplasma，GTN）是来源于妊娠滋养细胞的恶性肿瘤，包括侵蚀性葡萄胎、绒毛膜癌、胎盘部位滋养细胞肿瘤、上皮样滋养细胞肿瘤等，其中以侵蚀性葡萄胎、绒毛膜癌两者居多，称为狭义上的GTN。

（一）妊娠滋养细胞结构与生理功能

妊娠滋养细胞是胚胎发育中重要的组织，由受精卵

发育而来，附着于子宫内，而子宫是女性重要的生殖器官，参与女性的内分泌调节，产生月经，起到孕育胎儿及盆底组织的保护支撑作用。

（二）妊娠滋养细胞肿瘤治疗影响生育机制

妊娠滋养细胞肿瘤常发生在年轻育龄女性，恶性程度高，易血行播散发生远处转移，GTN患者对化疗药物非常敏感，85%的患者可通过化疗治愈，但治愈后再次妊娠仍然需要排除疾病复发。GTN常见累及部位位于子宫，部分发生生殖系统外转移，包括肺，脑等。而与生殖密切相关的器官，如输卵管或卵巢，则很少累及，因此给GTN保留生育功能奠定了基础。

（三）保留生育功能的妊娠滋养细胞肿瘤治疗方案

GTN保留生育功能的治疗是可行的，并且是以药物化疗为主的治疗，GTN也是妇科恶性肿瘤中唯一可以没有组织病理诊断，依靠血肿瘤标记物及临床诊断即可以开始药物治疗的恶性肿瘤。

1.化疗

GTN患者对化疗药物极其敏感，多数可以被治愈，因此化疗往往作为首选标准治疗方案，无论是否有生育要求，均无须主动放弃生育功能。GTN的治疗采用FI-

GO解剖学分期和WHO预后评分系统相结合，选择合适的化疗方案。对于评分为低危的患者，可以考虑给予单药化疗；而对于高危的患者，则往往需要选择联合化疗方案。如果发生耐药，则需更换化疗方案，或采取其他综合治疗手段。在给予化疗前，需要充分告知化疗的副作用，包括近期不良反应（如卵巢功能影响，脱发、骨髓抑制等）和远期不良反应（第二肿瘤如血液系统疾病的发生）。

化疗方案包括：①单药方案，包括以5-FU（5-氟尿嘧啶），MTX（甲氨蝶呤），KSM（更生霉素，国产）或Actinomycin-D（放线菌素-D，进口）为单一静脉用药方案。②联合用药方案，常用联合用药方案包括VCR（长春新碱）/5-FU+KSM（FAV方案），VCR/5-FU+KSM+VP-16（FAEV方案），EMA-CO方案（依托泊苷+甲氨蝶呤+放线菌素-D/长春新碱+环磷酰胺），EMA-EP方案（依托泊苷+甲氨蝶呤+放线菌素-D/依托泊苷+顺铂）等等。

2.特殊情况的手术治疗

手术不是GTN治疗的主要手段，但急诊出血、耐药复发及特殊组织病理类型时可以选择手术治疗，一般选择耐药病灶切除，甚至子宫切除。如果患者有生育要求，可以考虑选择“子宫局部病灶切除+子宫重建”手术。

（1）适应证

患者多次化疗后血HCG值仍维持在正常值以上，并且排除了假阳性的可能。

影像学提示子宫存在局限性病灶，子宫外无或有很少的病灶；局限于一侧某段肺叶或肝脏局部耐药病灶，可行耐药病灶切除手术。

无法耐受多次化疗，并且要求保留生育功能。

子宫破口修补术，仅仅适用于GTN部分患者发生子宫破裂出血，甚至危及生命。

子宫破裂，病灶较大、破裂口较小的患者，可以切除部分肿瘤组织，送快速病理检查。如病理类型为侵蚀性葡萄胎或绒癌，不强调一次切除干净病灶，可采取单针或“8”字缝合止血，术后辅以有效的化疗方案。

对年轻、渴望生育、低危且病灶局限的中间型滋养细胞肿瘤（placental site trophoblastic tumor，PSTT）患者，可在充分知情同意的前提下，采用彻底刮宫、子宫病灶切除和/或联合化疗等方法。

（2）禁忌证

病理类型为化疗不敏感、非局限病灶的中间型滋养细胞肿瘤。

化疗相对不敏感的滋养细胞肿瘤，例如病变弥漫的PSTT、上皮样滋养细胞肿瘤（epithelioid trophoblastic tumour，ETT）等等。

（四）康复与生育评估

GTN患者多为育龄期女性，化疗/手术等治疗后使多数GTN患者成功保留了生育能力。关于GTN患者化疗后治愈的妊娠率和妊娠结局有较多的报道。多项回顾性研究显示GTN结束化疗后妊娠结局与一般人群相似，并没有增加流产率，胎儿畸形的风险。即使是联合化疗，其继发妊娠的结局也与正常人群无明显差异。当然对年龄大的GTN患者需要妇科肿瘤、生殖医学专家之间紧密的合作，联合制定方案，提高妊娠成功率。生殖技术如胚胎冷冻，卵巢组织的冻存，均为生育困难保留生育功能的患者提供机会。

1.妊娠时机

化疗结束1年后妊娠是相对比较安全的时间间隔。妊娠滋养细胞肿瘤与妊娠相关，也存在鉴别诊断问题，因此，建议停止化疗1年内严格避孕，1年后如无复发迹象，可解除避孕。

2.影响因素

影响妊娠的重要因素是年龄和妊娠意愿。

3.妊娠期注意事项

（1）切除子宫局部病灶术后造成的瘢痕妊娠，胎盘植入。

（2）子宫局部手术后增加剖宫产率。

（3）子宫局部手术后有存在妊娠晚期及分娩期子宫破裂的风险。

因此，妊娠期应按照高危妊娠的要求进行管理及监测，包括监测血HCG水平。且一般选择行剖宫产终止妊娠。分娩后应对胎盘行病理学检查，监测血HCG水平至产后6个月。

五、前列腺癌治疗的生育力保护

前列腺癌多发于老年患者。但由于前列腺筛查及PSA检测的广泛应用，前列腺癌发病年龄呈下降趋势，部分人群在40~50岁就已诊断，60岁之前诊断前列腺癌的比例逐渐增多。这部分患者在诊断时或者治疗后仍处于生育年龄。辅助生殖医学的进步及接受控癌治疗的前列腺癌患者生存率提高导致这部分患者对生育保留需求不断增长。临床上，除了随访观察，几乎所有针对前列腺癌的治疗均会影响患者的生殖功能，因此需要加以关注和保护。

（一）影响前列腺癌患者生育力原因

1.肿瘤对男性生育的影响

前列腺癌患者多为老年人，理论上讲，尽管发生了与年龄相关的下丘脑-垂体-性腺轴（HPG轴）的变化，但内分泌功能通常足以维持老年男性的生殖能力。尽管恶性肿瘤与生殖能力低下存在关联，但大多数新诊断为前列腺癌的男性精子参数接近正常。研究显示，仅13.6%的前列腺癌患者出现少精症。另一方面，研究结果表明，慢性前列腺炎，前列腺增生和前列腺癌不会诱导针对精子、精子特异性抗原和精浆成分的抗体形成。因此，肿瘤本身对早期前列腺癌患者的生育影响不大。

2.前列腺癌治疗对男性生育的影响

前列腺癌治疗期间通过多种因素可以影响精子产生，从而导致严重的少精症或无精症，影响男性生育。另外，各种针对前列腺癌的治疗，可能影响男性患者性欲和勃起功能，从而降低正常自然受孕的可能性。

（1）手术对男性生育的影响

前列腺癌根治术是局限性前列腺癌治愈性治疗手段之一。手术切除前列腺、精囊、输精管，不可逆转地改变了射精系统的解剖结构，导致梗阻性无精症。另外，手术中电灼热损伤、血管损伤导致的神经缺血、手术后的局部炎症反应和直接切开神经可能会导致前列腺和精囊相邻的海绵体神经损伤。海绵体神经损伤导致的神经失用进一步引起术后患者勃起功能障碍，无法正常射精。这些都造成了对男性生育的影响。

（2）放疗对男性生育的影响

在男性中，无论年龄大小，睾丸中的精原细胞对辐射都极为敏感。低至2.0~4.0 Gy的辐射剂量就会导致大多数男性出现永久性无精症。另一方面，间质细胞在青春期前对辐射高度敏感，而在成年期，细胞变得更具抵抗力。所以尽管成年患者表现为无精症，但仍可保留间质细胞功能和睾酮生成。放疗后出现勃起功能障碍是神经元、血管和肌肉损伤的结果。前列腺癌根治术将导致患者术后不久即出现明显勃起功能障碍，与之不同，放疗对勃起功能的影响是比较缓慢的，一般在1~3年内缓慢下降。

1）外照射放疗：剂量>0.7 Gy时可能发生暂时性无精症，而在2.0 Gy时会发生最终性无精症。外部放疗会致前列腺癌患者不育。由于睾丸的屏蔽并不是常规进行，因此针对前列腺癌的外放疗，有相当高的辐射剂量输送到睾丸。对前列腺的EBRT使睾丸组织暴露于3%~8%的总辐射剂量，1.0~4.0 Gy，将使患者出现永久性无精症。在放疗期间，使用现代放疗技术定位前列腺（例如金标记、图像引导放疗）和睾丸屏蔽可减少辐射剂量。

2）近距离放射治疗：前列腺癌近距离放疗，可作为唯一的治疗方法或为外照射放疗后提供额外剂量的辅助。目前有两种类型的前列腺近距离放疗：①植入放射性 ^{125}I粒子的低剂量近距离放疗，该粒子将保留在前列腺中，半衰期约为60天；②间质近距离放疗，在前列腺中植入针头并通过源投影仪传送剂量，治疗时间为2小时至2天。前列腺近距离放疗后对睾丸的计算辐射剂量较低。有文献报告男性接受前列腺近距离放射治疗后伴侣自然怀孕。这些男性在治疗后进行的精液分析显示对精子参数的影响很小甚至没有影响。

（3）内分泌治疗对男性生育的影响

正常的精子发生依赖于促性腺激素以脉动方式协同释放和足够的睾丸内睾酮浓度。雄激素剥夺疗法（ADT）消除了睾丸内的睾酮，导致治疗后出现无精症，或严重的少精症，从而影响男性的生育。另外，ADT降低体内的睾酮水平，进而导致性唤起和性欲下降。ADT还会导致阴茎结构变化、阴茎长度和睾丸大小减少。这些变化使勃起和维持勃起变得更加困难。

（4）化疗对男性生育的影响

化疗通过对生发上皮、支持细胞以及较小程度的睾丸间质细胞的影响而大大减少精子的发生。化疗后无精症的发生率介于0~63%。另一方面，化疗对生殖细胞的DNA会造成损害。研究表明，具有显著DNA损伤的精子无法使卵母细胞受精，或导致所产生的胚胎无法着床。

（5）局部治疗导致勃起功能障碍

针对前列腺癌的局部治疗使用不同能源疗法，例如超声波和冷冻疗法，旨在避免引起副作用的附带损伤，但男性治疗后可能会患勃起功能障碍。高强度聚焦超声（HIFU）在治疗前列腺肿瘤期间热扩散到神经血管束引起的神经血管损伤可致治疗后勃起功能障碍。对前列腺癌进行冷冻治疗，同样会引起附近神经血管组织冷冻受损导致勃起功能障碍。

（二）前列腺癌生育力保护相关技术

1.生育咨询

适应证：所有诊断为前列腺癌的患者。

对所有育龄男性，在进行肿瘤治疗前均应了解有关保留生育能力选择的信息。在为新诊断出前列腺癌的患者提供咨询时，应询问其对未来生育的渴望。无论患者的年龄、婚姻状况或以前孩子的病史如何，都应进行询问。如果患者对未来的生育能力感兴趣，应建议在最终治疗之前冻存精子，因为这可能会为患者节省成本并确保其伴侣的安全。但目前仍有大量男性肿瘤患者在开始控瘤治疗之前未得到充分咨询。美国临床肿瘤学会建议告知患者，在开始控瘤治疗后收集的精子发生遗传损伤的风险高于平均水平。如果患者有需求，可以借助生殖中心MDT团队，通过精子冷冻技术或者人工取精术，留取患者精子。

2.精子冷冻技术

适应证：所有诊断为前列腺癌需要接受相关治疗，并且有生育需求的患者。精子冷冻技术详见“第四章：

肿瘤患者生育力保存技术”。

3.人工取精术

适应证：射精失败或者精液中未发现精子者（如前列腺癌根治术后）。人工取精术详见“第四章：肿瘤患者生育力保存技术”。

（三）与ED相关的男性生育力保护

1.保留神经的前列腺癌根治术

适应证：低危及中危局限性前列腺癌患者。对局限性低、中危前列腺癌，尽可能保留双侧神经血管束（neurovascular bundle，NVB）。前列腺癌包膜外侵犯是保留NVB手术的相对禁忌证，在控瘤基础上尽可能保留单侧NVB。

前列腺癌根治性切除术，在术中保留阴茎海绵体的NVB，术后有部分患者可恢复阴茎勃起功能。因此，在手术过程时，应尽量避免阴茎海绵体的NVB损伤。选择施行根治性前列腺切除术的患者多能保留NVB。

Walsh总结有以下技巧。

（1）背静脉复合体缝扎离断后，为避免背侧出血，前列腺表面的背静脉复合体近侧断端应予缝扎，缝扎时采用连续“V”形缝扎，而非集束向中线缝扎，因为后者可能导致NVB向前列腺前侧移位，造成解剖困难。

（2）横断尿道及周围括约肌时，仅分离至尿道侧方括约肌，避免分离尖部下组织，而尚未离断的后侧括约肌应在尿道远侧断端和前列腺尖部之间以直角钳提起后离断，且左右两侧分次离断。

（3）当从前列腺侧面游离NVB时，为了避免过度牵拉NVB，尿道横断后应去除尿管，游离时应将前列腺推向对侧。

（4）从膀胱颈部至前列腺尖部切开盆筋膜浅层后，前列腺变得更加活跃，NVB也移向侧方，这时在前列腺后外侧可见一浅沟，NVB正是附着于此沟，循此沟至前列腺尖部可在尿道横断面水平识别出NVB。此时才能进行分离前列腺直肠间隙的操作而不致损伤NVB。

（5）自NVB进入前列腺的血管可能影响NVB的游离，为保护神经的完整性，这些血管应该用小血管钳结扎后离断，而不能用电凝切割。

（6）离断从NVB发出经过精囊供应前列腺基底血供的小动脉，可以使NVB彻底从前列腺游离。

（7）因为盆丛神经的中部覆于精囊尖部，分离精囊时应格外小心，特别在精囊外侧面，经常遇到小的动脉分支，结扎这些小动脉分支应贴近精囊。前列腺静脉丛结扎后分离前列腺外侧盆内筋膜，即可分离出NVB。此时，NVB从膜部尿道走行至精囊的全程清晰可见。

机械臂辅助腹腔镜前列腺癌根治术，相较于普通腹腔镜或开放前列腺癌根治术，在NVB的保留上更有优势。为了术中更好地鉴别出性神经并加以保护，有些学者采用术中电刺激神经来观察阴茎勃起反应。阳性反应提示有性神经，但阴性则不能完全排除有性神经的可能，因为有时操作不当也可能出现阴性反应。术后患者的性功能恢复情况有时并不和术中电刺激结果完全一致，提示术后性功能恢复受到多种因素影响。Rabbani等就报道过患者术后性功能恢复情况，不仅和术中NVB保留情况密切相关，而且和术中阴茎肿胀及其消退程度密切相关。近来还有报道称高压水枪在术中解剖出NVB的过程中能使解剖更精确、更有选择性，而且有操作快捷、减少术中出血的优点。

2.阴茎勃起功能障碍的治疗

前列腺癌治疗后患者中勃起功能障碍（erectile dysfunction，ED）的治疗选择与普通ED的选择一致。在多数情况下，可应用传统的三线治疗法推荐治疗。其中包括：一线口服疗法、二线局部疗法和三线手术治疗。

（1）一线治疗：口服 PDE5 抑制剂

适应证：所有患 ED 的患者，尤其是行保留神经的前列腺癌根治术后患者。

5 型磷酸二酯酶（PDE-5）抑制剂形式的口服药物通常用作 ED 的一线治疗。早期预防性使用 PDE-5 抑制剂可促进保留神经根治性前列腺切除术后勃起功能的早期恢复。PDE-5 抑制剂具有良好的依从率。据报道，在根治性前列腺切除术后两年内有高达 89% 的患者仍在服用此药。研究人员已经证明，与安慰剂相比，睡前服用西地那非可显著提高 RigiScan 记录的 ED 男性夜间勃起的整体质量和数量。小剂量他达拉非（5 mg）每天一次是一种副作用较低的替代剂量选择，常让患者及其伴侣更愿意接受。在尝试性交前可额外服用 10~20 mg 以帮助勃起反应。PDE-5 抑制剂并非对所有人都有效。如果担心副作用，可根据需要滴定剂量并缓慢增加剂量。理想情况下，每种药物应在相对较短时间内以最大剂量尝试至少八次，如仍无效则停药。研究表明，定期使用比按需使用效果更好。

(2) 二线治疗：局部疗法

a.血管活性药物治疗

适应证：PDE-5抑制剂无反应或有处方禁忌的患者。

对未行保留神经的前列腺癌根治术后患者是治疗的首选。常用血管活性药物为前列地尔，可经尿道给药和经阴茎海绵体注射给药。前列地尔的作用是放松阴茎的肌肉和血管，从而改善流入阴茎的血液，使阴茎勃起。经尿道给药，通常在5~10分钟内起作用，持续30~60分钟。可从500 μg剂量开始，滴定至1000 μg。一般经尿道给药相对无痛，耐受性良好，全身副作用小。最常见的副作用是阴茎疼痛和尿道刺痛。另外，前列地尔海绵体内自我注射给药，一般注射后10~15分钟内可达到胀大效果。这种治疗不需要性刺激，可维持勃起时间30~60分钟。患者需要学习如何进行自我注射。海绵体内注射常见副作用包括出血、肌肉痉挛、阴茎疾病、性功能障碍和皮肤反应等。为优化海绵体内注射治疗的长期依从性和成功率，建议在手术后前3个月内开始治疗。

b.真空勃起装置

适应证：所有ED患者。

真空勃起装置（vacuum erection device，VED）是一种可产生人工勃起的机械泵。泵产生真空，将血液吸入阴茎，然后将橡胶环放置在阴茎根部以防止血液溢出，从而提供可用的勃起。同时，VED可适当增加患者阴茎的长度和周长。使用VED时，应确保患者接受有关其正确使用的适当培训。高达80%的男性认为VED有效，其中65%~83%对其作为一种治疗方法和出色的长期依从性感到满意。

（3）三线治疗：手术

a.阴茎假体植入物

适应证：ED其他治疗失败的患者。

阴茎假体植入物是放置在阴茎内的装置，可让男性进行人工勃起。可以是充气的或可延展的，都需要进行手术才能插入。据报道86.8%患者对植入物感到满意。另一个开创性的概念是在行根治性前列腺切除术的同时放置阴茎假体。

b.海绵体神经移植术

适应证：海绵体神经损伤的患者。

虽然保留神经的解剖性前列腺癌根治使部分患者在术后恢复了比较满意的性功能。然而，其总体恢复率仍不理想，为11%~87%。有很多患者需要按照肿瘤根治的原则切除一侧或双侧的海绵体神经，从而导致术后勃起功能的延迟恢复或永久丧失。为解决这一难题，国内外学者运用各种移植物重建海绵体神经，为勃起功能障碍的治疗提供了新途径。但结果尚待进一步验证。Walsh等在6例非保留神经的前列腺癌根治术中首次运用自体生殖股神经移植对海绵体神经进行修复，但术后患者在勃起功能恢复方面并无明显优势。Kim等自1997年首先运用腓肠神经供体（SNG）在前列腺癌根治术中修复海绵体神经损伤，SNG的平均长度为5.0~6.5 cm。通过勃起功能问卷和夜间阴茎勃起试验记录术后勃起功能的恢复情况，通过1年随访发现，在12例双侧海绵体神经修复患者中有4例（33%）恢复了自发勃起并能进行满意性交，另外5例（42%）部分恢复了自发勃起，而在同期12例对照组患者中无一例恢复勃起功能。

（四）与保留生育相关的前列腺癌治疗策略

1.等待观察和主动监测

适应证：①低危型前列腺癌、预期寿命大于10年者（临床分期≤T2a，且ISUP分组1且PSA<10 ng/ml）；②部分预后良好的中危型前列腺癌（Gleason分级4级小于

10%）、预期寿命大于10年者；③患者充分知情，为避免局部治疗的不良反应及影响生活质量，主动选择并可配合主动监测及随访。在观察随访时患者生殖以及勃起功能能得到较好保护。

2.间歇性内分泌治疗

适应证：选择内分泌治疗的患者可考虑间歇性内分泌治疗。

持续内分泌治疗可能引起大量副作用，而间歇性内分泌治疗是一种基于以下假设的治疗方法，即雄激素去势治疗中断继以再暴露可能延缓激素抵抗的进程、减少治疗并发症和改善生活质量。一项随机对照试验对比间歇性内分泌治疗与连续性内分泌治疗，发现前者尽管死于前列腺癌较后者多7%，但这被连续性内分泌治疗组更多非肿瘤性死亡所抵消，因而总生存时间不劣于后者，且生活质量和不良反应方面间歇性内分泌治疗具有轻微优势。亚组COX生存分析显示，Glesaon评分>7分者接受间歇性内分泌治疗中位生存时间（6.8年）较持续性内分泌治疗少14个月，因此在某些情况下应向患者提供选择来权衡内分泌治疗对生存期的影响及对生活质量的影响。

3.近距离放射治疗

适应证：低危局限性前列腺癌患者。

尽管已证明前列腺近距离放疗后生育能力是可能的，但接受这种治疗的男性维持或恢复精子发生的比例尚不清楚。有些男性在外照射放疗或化疗后也会恢复精子发生，然而，恢复可能需要很多年，其中一部分男性将患有永久性无精症。由于无法预测哪些患者会恢复生精能力，本指南提倡对未来希望生育孩子的患者进行预处理精子冷冻保存。

六、生殖器官保留的阴茎癌治疗

阴茎是发挥勃起功能的主体，有着排尿、性交和射精等功能，阴茎由阴茎头、阴茎体及阴茎根组成。阴茎背神经，是阴茎躯体感觉的主要传入通路，分布于阴茎上，负责阴茎的感觉神经支配。阴茎皮肤和龟头接受刺激后产生的神经冲动，通过阴茎背神经传到阴部神经以及中枢神经；神经中枢发出信号通过骶神经、阴部神经和阴茎背神经等作用在阴茎上，控制阴茎勃起和射精。阴茎可能发生各种病变，如阴茎癌，在治疗过程中损伤阴茎背神经，会对男性勃起产生不良影响。

（一）影响阴茎癌患者生育力下降的原因

阴茎癌最常发生于阴茎头、冠状沟和包皮内板，表现为表浅糜烂或深凹溃疡，边缘凸起或卷状，容易发生淋巴结转移。阴茎癌治疗，需根据肿瘤大小，组织学分期、分级及患者自身情况决定，这些治疗会改变阴茎长度以及阴茎表面皮肤的感觉，进而对患者性功能产生影响。因此，治疗原则是在切缘阴性的前提下尽可能保留更长的阴茎。有研究结果显示，尽管阴茎癌患者术后性功能障碍有所增加，但大多数患者在接受阴茎癌治疗后仍保持比较活跃的性生活，患者也更愿意接受最大程度的保留性功能治疗。

（二）保留生殖器官的阴茎癌治疗技术

1.保留阴茎器官的治疗

包皮环切术、阴茎头局部切除术、保留阴茎体的阴茎头切除术是现阶段保留阴茎长度与功能的手术方法，通过术中冰冻切片检查，行保留器官手术是相对安全的。保留阴茎治疗可能导致局部复发风险增加，但再次治疗后对患者长期生存的影响不大，故尽量保留阴茎的治疗策略是合理的。莫氏显微外科手术，尽可能保留正常阴茎组织，尤其是对阴茎近端的浅表性肿瘤患者，可能获益更大。与部分切除术相比，保留阴茎头有助于增强患者对性交的信心，有助于减少术后勃起功能障碍和对性能力的消极心理障碍，并促进恢复令人满意的性表现。

2.阴茎部分切除术

如肿瘤侵犯海绵体或肿瘤较大，分级高的患者应行阴茎部分切除术或全切术，但该术式会对患者勃起以及射精功能产生不良影响。一组为18名52岁患者的研究中，阴茎部分切除术后所有患者勃起功能国际问卷评分下降，只有33.3%的患者维持术前性生活频率，并对性生活感到满意。另一项研究，对14例患者进行随访发现，阴茎部分切除术后9/14的患者性功能正常或轻微下降，3/14患者术后无性生活。阴茎切除过程中，在保证切缘阴性的前提下，尽量保留阴茎长度，以减少对性生活质量的影响。

3.全阴茎头切除及重建

对较大的阴茎肿瘤，阴茎头局部切除或半切后，阴茎头将不可修复，而“阴茎头切除+皮肤移植”是安全有效的办法，该术式在阴茎筋膜下的解剖层面剥离及切除阴茎头，随后使用取自自身大腿上部的中厚皮片来重建新的阴茎头，同时尿道中央化。术后阴茎外观能够减轻患者的心理障碍，临床预后类同于阴茎部分切除术。一项研究7例接受该治疗，1例表示术后阴茎顶端感觉无变化，5例感觉性生活有改善，患者总体满意度较高。

4.阴茎癌的放射治疗

对Ta，直径小于4 cm，局限性的T1–2期肿瘤患者，放疗也是一种保留阴茎的办法，治疗方式包括最低60 Gy的外放疗联合近距离放疗，或单独短距离放疗。治疗目标是保留阴茎头感觉或最大程度保留阴茎长度，避免阴茎切除，可保留性功能。放疗之前，需行包皮环切术以显露病变，防止包皮水肿和放疗后粘连引起的包茎问题。如果复发，可应用挽救性手术治疗。

5.激光治疗

常用的激光源是二氧化碳、氩、钕钇铝石榴和磷酸钛氧钾激光。阴茎原位癌激光切除后的总复发率为7.7%，T1期为10%~25%，应用钕钇铝石榴激光治疗的患者复发率更低。Frimberger等使用钕钇铝石榴激光治疗29例原位癌及T1期肿瘤患者，平均随访46.7个月，只有2例复发（6.9%），同阴茎部分切除术后复发率相当。因此，激光切除是可行的，患者需严密随访及自查，以便早期发现复发。

6.心理治疗

阴茎部分切除术后，患者焦虑抑郁发生率明显增加，半数以上患者曾出现心理问题，因阴茎体积小和没有阴茎头而感到羞耻，进而影响性功能。另外，伴侣的性接纳程度也会影响患者的性心理状态，进而影响性生活质量。因此，对于阴茎癌患者及其配偶的心理治疗也极为重要。

七、保留生殖器官的睾丸癌治疗技术

睾丸位于阴囊内，具有生殖和内分泌两种功能，由精曲小管、支持细胞及间质细胞组成。睾丸的支持细胞与间质细胞具有内分泌功能。间质细胞分泌睾酮，支持细胞分泌抑制素。睾酮能够促进男性生殖器官的生长发育，促进精子的生成，维持性欲。睾丸可发生多种疾患，如隐睾、睾丸炎或睾丸肿瘤。其中，睾丸肿瘤是成年男性常见的恶性肿瘤之一，是15~34岁发病率最高的实体肿瘤。睾丸肿瘤一般表现为患侧阴囊单发无痛质硬肿块，也有20%~27%的患者合并阴囊坠胀和疼痛。10%左右患者出现远处转移的相关表现，如锁骨上包块，咳嗽或呼吸困难等呼吸系统症状。

（一）影响睾丸癌患者生育力下降的原因

研究发现，有50%~60%睾丸肿瘤患者在治疗前出现精子异常和间质细胞功能障碍，高达24%的睾丸肿瘤患者是无精子症，几乎50%的患者在治疗前精子数量异常。性器官缺失，不育和性腺功能减退导致的心理和社会因素，也会对患者生育功能产生影响。在接受治疗后，患者生育能力大约下降30%。此外若进行化疗或放疗，精子数量可暂时性或永久性减少，进而影响生育。由于睾丸肿瘤治疗效果较好，目前被认为属于可治愈的恶性肿瘤，而好发于男性最佳生育年龄，因此应该尽量保留这些患者生育能力。

（二）生育保护的睾丸癌治疗技术

1.精子冻存技术

所有患者应提供精子保存作为最具成本效益的生育能力保存策略，以及治疗前的生育能力评估（睾酮、黄体生成素和促卵泡激素水平）。精子冷冻技术详见“第四章：肿瘤患者生育力保存技术”。如果在睾丸切除术前没有安排，应在化疗或放疗前进行。

2.睾丸部分切除术

睾丸部分切除术可在切除肿瘤时进行，最大程度保留正常睾丸组织。但睾丸部分切除术的适应证是一个具有争议的话题。由于睾丸恶性生殖细胞肿瘤，存在多发病灶或原位癌的可能，保留睾丸手术对于控瘤存在一定风险。但也有学者认为双侧睾丸肿瘤或孤立睾丸出现肿瘤患者，如果其血清睾酮水平正常且肿瘤体积小于睾丸体积的30%，在结合术中冰冻的基础上，可以考虑保留睾丸组织手术，术后辅助放疗以清除可能存在的阳性切缘和原位癌，病人需具有较好的随访依从性。睾丸保留手术相比于根治性手术具有一定优势，如降低了补充睾酮的需要、减轻患者心理负担及保留患者的生育能力。目前，睾丸部分切除术是否在控瘤同时，保留患者生育功能，仍需高质量随机对照研究作为证据支撑。

3.睾丸癌根治切除术后的治疗

对早期睾丸肿瘤患者，根治性睾丸切除术在控瘤同时，也能明确病理诊断。睾丸肿瘤术后需据病理结果及分期予以不同治疗，尽可能在治愈肿瘤的同时，最大程度保留睾丸及生育功能。

（1）观察随访策略

Ⅰ期精原细胞瘤患者五年复发风险为12%~20%，睾丸肿瘤体积及睾丸血管淋巴网侵犯与否与复发概率相关，当瘤体小于4 cm，但无睾丸血管淋巴网侵犯时，复发风险可低至6%。据有经验的中心数据，选择合适患者进行随访监测，肿瘤特异性生存率可超过99%。对Ⅰ期非精原细胞瘤患者，若无淋巴血管网侵犯，可考虑随访检测，从而避免放化疗或手术对性功能以及精子造成不良影响。

（2）腹膜后淋巴结清扫术（retroperitoneal lymph node dissection，RPLND）

睾丸淋巴回流到主动脉旁和主动脉下腔静脉间淋巴结，RPLND能将睾丸肿瘤可能存在或已经存在的微转移灶予以切除，从而降低睾丸癌转移概率，在睾丸肿瘤治疗过程中起着重要作用。但RPLND可能引起逆行射精等并发症，影响患者生育功能。通过微创入路（腹腔镜或机器人辅助）及保留性神经方式进行RPLND能够有效降低并发症。手术中识别节后交感神经纤维和上腹下神经丛是极为重要的，广泛的腹膜后分离可导致这些神经丛的破坏引起精囊排放或膀胱颈闭合功能的丧失，保留神经的RPLND能够使得90%~100%的患者术后保留顺行射精功能，预后也不受影响。保留神经的腹膜后淋巴结转移主要适用于Ⅰ期非精原细胞瘤，若病理为青春后期畸胎瘤伴体细胞恶性成分，对Ⅱ期可切除的腹膜后淋巴结转移，也可选择保留神经术式。

（3）睾丸癌患者治疗后的生育力判定

睾丸肿瘤患者完成治疗后，若需判定生育能力，需进行精子常规检查以及睾酮、黄体生成素和促卵泡激素水平等激素检查，根据结果采用药物等治疗。对双侧睾丸切除术或治疗后睾酮水平较低患者，长期补充睾酮是必要的。睾丸癌治疗期间睾酮水平的降低可能导致勃起困难或性欲降低，还可能导致骨质疏松、疲劳和情绪低落等情况的发生。而睾酮替代疗法有助于减少这些问题。但睾酮替代疗法会影响精子的产生，在准备生育前应咨询医生调整治疗方案。

第二章

毗邻器官肿瘤治疗的生育力保护

尽管膀胱癌及直肠癌不是生殖器官肿瘤，但因为这些器官毗邻男性及女性生殖器官，这类肿瘤患者在接受治疗时，会影响生育相关的盆底神经及相邻的生殖器官，进而影响患者生育以及勃起功能。因此这类患者在治疗时，需要告知患者相关的风险性并获取充分的知情同意，实施个体化治疗方案，尽可能保留这些患者生育及勃起功能。

一、膀胱癌治疗的生育力保护

根治性膀胱全切是肌层浸润性膀胱癌的标准手术治疗方式，同时，对部分高危的非肌层浸润性膀胱癌，以及一些难治性膀胱良性疾病，也可能需要膀胱根治性切除。在男性中，根治性膀胱全切需要完整切除膀胱、前列腺和精囊；在女性中，则需要完整切除膀胱、子宫、双侧卵巢、输卵管、宫颈和阴道前壁。

无论男性还是女性，膀胱根治性切除术会对术后性功能产生较大程度影响。膀胱切除术和尿路改道术后，80%的男性会出现不同程度的勃起功能障碍，因而是术后性功能障碍最主要的原因；女性术后的性功能障碍，多源于阴道结构的改变。此外，手术相关的一些其他因素，如尿流改道后引起的身体外观改变、患者自身及其配偶的情绪和心理改变、与尿路改道相关的社交方式改变等，都可能损害性生活质量和性满足感。目前，对男性前列腺癌根治术后性功能障碍已受到相当大关注，但对膀胱切除术后性功能结果的研究相对较少。

（一）膀胱癌术后性功能评价方法

对术后性功能评定，目前有多种方法，包括患者的主观评定和客观评估等手段。主观评定最为常用，也常能够较全面反映患者的术后性功能。有普适性性功能量表，以及专门为术后性功能评定设计的量表。较为常用的有：国际勃起功能指数（international index of erectile function，IIEF）量表；男性性健康调查表（sexual health inventory for men，SHIM）。以上量表也有局限性，因为对膀胱全切术后的患者，勃起功能障碍仅仅是其性功能障碍的一部分。对女性，最常用的是女性性功能指数（female sexual function index，FSFI）。此外，有些诊断膀胱癌的特异性问卷，如膀胱癌指数（bladder cancer index，BCI），膀胱癌患者生活质量量表（functional assessment of cancer therapy-Bladder，FACT-BL），以及EORTC-QOL-B20等问卷，其中也有涉及性功能不全的部分，目前应用也较普遍。

（二）男性膀胱癌患者的生育力保护

1.男性膀胱全切术后勃起功能障碍的原因

勃起功能障碍是男性盆腔术后常见并发症，无论是结直肠手术，还是泌尿外科手术，都有较高发生率。尽管是盆腔术后常见并发症，但对术后勃起功能障碍，目前临床仍无通用统一定义。因此不同研究因为评价标准不同，勃起障碍发生率存在较大差异。有研究仅以能完成性交作为勃起功能恢复标准，也有研究认为更应关注勃起的质量。临床常用量表，如FACT-B和BCI，仅对术后性功能有涉及，对勃起功能以外的其他因素，如阴茎长度改变、术前性功能情况，以及性伴侣的精神心理问题等，则常被忽视。

膀胱癌有多种治疗方式，其中根治性切除对勃起功能影响最大。Allareddy等发现，根治性膀胱全切术后勃起功能障碍为89%，而采用其他术式仅为32%。经尿道手术治疗及其他腔内治疗的患者，性功能评分显著高于膀胱全切（BCI性功能评分42.2对20.0）。其他研究也发现，膀胱全切术后不仅广泛存在勃起功能障碍，对性生活的兴趣也显著降低。患者年龄、基线性功能情况，手术方式，如是否采用保留性神经技术，以及是否进行原位膀胱改道，均与术后勃起功能障碍相关。在一项研究中，全切后行尿流回肠输出道的31位患者，仅1位保有性功能；而行原位膀胱手术的患者达6/26。Hedgepeth等人的研究表明，行原位新膀胱的患者术后性功能优于行回肠输出道，但尿流改道与性功能的保留，影响因素众多，如患者平均年龄更小，接受性神经保留的比例更高。

对于男性，医源性勃起功能障碍是术后性功能障碍的最重要原因，主要包括：术中对勃起神经的直接破坏、神经病变、炎症纤维化、激素水平改变以及缺血等因素。即便有些患者能保有部分勃起功能，其硬度也不足以维持正常性交。尽管术后性功能障碍会影响患者生活质量，但目前保留性神经的膀胱全切，或保留前列腺的膀胱全切术，应用并不十分普遍，主要顾虑是可能会对控瘤产生不利影响。Hekai等人的研究显示，保留性神经的膀胱根治性切除，术后54.5%可不借助其他辅助手段恢复自主勃起。对合适患者，应尽可能选择保留性神经的术式，尤其是对术后性功能有较强需求者。为最大程度保留术后性功能，近年来也有学者在尝试采用保留前列腺，或保留前列腺包膜（prostate capsule）的膀胱切除术，但对膀胱癌而言，保留前列腺是否合适仍存争议。一项研究采用保留前列腺的膀胱切除术，77.5%患者成功保留了勃起功能。而Ong等膀胱切除时同时保留前列腺和精囊，最终79%患者保留了勃起功能。近期研究显示，采用保留前列腺的膀胱切除术患者，IIEF-5评分是19.8，而未保留前列腺组仅为5.7。

2.男性膀胱癌患者生育力保护相关技术

（1）保留性功能的膀胱全切术

对男性膀胱癌患者，根治性膀胱全切的标准范围包括膀胱，前列腺，精囊，远端输尿管，以及区域淋巴结清扫。保留性功能的根治性膀胱全切，主要有以下几种方式。①保留前列腺的膀胱切除：术中保留完整的前列腺或者部分前列腺，同时保留精囊、输精管以及血管神经束。②保留前列腺被膜的膀胱切除：前列腺被膜或前列腺外周部分予以保留。同时保留精囊，输精管和血管神经束。③保留精囊的膀胱切除：术中保留精囊、输精管和血管神经束。④保留性神经的膀胱切除：仅保留血管神经束。

（2）男性膀胱癌患者保留性神经的手术适应证

大多数涉及保留性功能膀胱全切的研究，采用的是原位新膀胱的尿流改道形式。优选局限性病变（临床分期≤T2期），无局部淋巴结转移；同时，确保不存在膀胱颈及前列腺尿道肿瘤；患者术前性功能正常。

根治性膀胱全切术后前列腺偶发癌为21%~50%。通常认为，前列腺偶发癌并不影响术后总生存。但对拟保留前列腺者，术前仍建议常规排除前列腺癌。

在控瘤方面，目前多数研究显示保留男性功能的膀胱全切不影响整体肿瘤预后。对采用保留性神经术式者，局部复发率1.2%~61.1%，而未保留组为16%~55%。

保留男性性功能的膀胱切除术，随着保留前列腺的不同程度，术后勃起功能也有不同。保留前列腺者，术后80%~90%能保有勃起功能；保留前列腺包膜者为50%~100%，单纯保留性神经者为29%~78%。但目前数据较少，无法说明哪种保留方式更有优势。

因此，对选择合适的病例，在保证控瘤前提下，可选择保留男性性功能的膀胱全切手术，但术前需与患者充分沟通。

（3）年龄和其他健康因素引起的男性功能障碍

性功能障碍与年龄因素存在较大相关性，膀胱癌发病人群更多集中在老年群体。他们很多合并有糖尿病、高血压、心血管疾病等。尤其是合并有糖尿病或心血管病者，高达50%可能会合并勃起功能障碍。在70岁以上男性中，勃起功能障碍的比例约为70%。而因膀胱癌需行膀胱全切的患者，主要为70岁以上的高龄患者。因此，术前有必要评估基线性功能。

（三）女性膀胱癌患者的生育力保护

1.女性膀胱全切后性功能障碍的原因

女性膀胱根治性切除术后性功能障碍的原因，一方面是由于手术对盆底性神经的破坏，另一方面是由于阴道前壁切除再成型后，造成了阴道的缩短或狭窄，以及阴道顺应性和阴道分泌物减少。这些因素都有可能造成术后性交困难。其他因素，如身体外观改变以及其他因素引起的性欲降低，也可能在其中发挥作用。针对女性术后性功能障碍，最常见的包括无法获得高潮（45%）、阴道润滑下降（41%）、性欲减低（37%），以及性交困难（22%）。仅有不到1/2的患者在术后仍能维持正常性生活，其中绝大多数反映术后性功能明显减退。另一项研究显示，39%的女性患者在术后与配偶的关系变差，其中26%表示不再有性生活。在外科技术上做出的改良，如保留性神经的女性膀胱全切，或保留阴道的膀胱全切，可在最大程度上减少对阴道的影响。但需明确一点，保留阴道的术式，仅适用于一部分高选择的患者，对肿瘤位于尿道、三角区、膀胱颈及膀胱后壁者，仍应慎重选择。有研究显示，采用保留阴道的膀胱全切的患者，80%术后仍能保持性生活活跃。采用保留性神经的术式，也能在一定程度上降低术后性功能障碍的发生。泌尿外科医师对女性膀胱癌患者，术前有必要就性功能障碍问题与其进行沟通。

女性术后性功能障碍主要来源于阴道前壁切除后引起的阴道容量降低，顺应性和润滑能力变差。尽管对部分患者可选择保留性神经或保留阴道的手术，但依然会对性功能产生一定影响。

2.女性膀胱癌患者生育力保护相关技术

（1）保留性功能的根治性膀胱全切术

女性膀胱癌患者，标准的根治性膀胱切除范围包括：完整切除膀胱、女性尿道、紧邻的阴道前壁、子宫、远端输尿管和区域淋巴结。在术前，需对患者的妇科情况进行详细评估，包括宫颈癌筛查、异常阴道出血情况评估、盆腔脏器脱垂情况评估，并在询问病史时对家族遗传性乳腺癌/卵巢癌进行筛查。女性的保留性功能技术主要涉及几个术式：①保留尿道的根治性膀胱切除；②保留血管神经束的膀胱切除；③保留阴道的膀胱切除；④保留阴道、子宫的膀胱切除；⑤保留卵巢的膀胱切除；⑥保留阴道、子宫和双侧卵巢的膀胱切除。

（2）女性膀胱癌保留性神经的手术适应证

优选病灶局限性的病例（临床分期≤T2期），无局部淋巴结转移；同时确保不存在膀胱颈及尿道肿瘤；患者术前应保有正常性功能。对尚未绝经的患者，可考虑保留卵巢；对疑有阴道侵犯，或术前双合诊有明显异常者，不宜保留女性器官。

膀胱癌同时合并妇科肿瘤的概率相对较少，膀胱癌术后再发妇科恶性肿瘤的概率也相对较低。对绝经前妇女，保留双侧卵巢，有助于维持体内的正常激素水平，从而可帮助减少认知功能障碍，减少心血管事件发生，并预防骨密度丢失。但对绝经后妇女，膀胱全切时建议同时切除双侧卵巢。对合并有遗传性乳腺癌或卵巢癌风险的患者（如合并BRCA1/2基因突变），超过40岁后建议切除卵巢。

对拟行原位新膀胱者，保留子宫和阴道可能会对新膀胱起更好支撑作用，降低术后尿潴留发生。但对术前即合并有盆腔脏器脱垂者，建议切除子宫。

目前研究认为，对部分选择合适的患者，保留女性器官并不影响控瘤，同时可带来更好的功能学结果。

（四）其他导致膀胱癌患者性功能障碍的原因及对策

1.器质性与非器质性性功能障碍

尽管勃起功能障碍是膀胱全切术后性功能障碍的最重要因素，但其他非器质性因素也参与了术后性功能障碍的发生，如性欲功能低下和高潮困难等。术后无法高潮、强度降低、高潮射尿、高潮疼痛等均可能发生。术后性腺功能低下也是可能原因之一。在30~79岁男性中，有症状的性腺功能低下约占5.6%，且随年龄增加逐步增高，在大于60岁男性中，有症状的性腺功能低下占18.5%。

因此，针对膀胱全切术后性功能障碍，需要进行系统、客观评估。对男性，最常见原因是勃起功能障碍，但其他术后常见因素，如术后抑郁和焦虑情绪，也应评估，并酌情干预。对女性，术后盆底结构改变也不是唯一原因，抑郁情绪发生，身体外观改变，担心配偶会对自身情感改变和随之而来的沮丧情绪，以及社会生活关系改变等因素都会对术后性功能产生影响。因此，需对性功能障碍的产生进行全面分析，并制定有针对性的治疗策略。

2.精神心理因素与性功能障碍

在膀胱癌围术期，精神心理上的沮丧情绪是常见现象。除对疾病状态和肿瘤复发的担忧之外，膀胱癌患者在接受膀胱全切和尿流改道后，对手术带来的身体外观上的改变也会产生额外精神压力。适应尿路造口的过程，既会引起对身体外观的担忧，也是产生焦虑、抑郁情绪的原因之一。即便是接受了原位新膀胱的患者，虽然不像做了回肠输出道对身体外观的影响大，但对控尿情况以及尿失禁的恐惧，也是产生术后精神压力的重要原因，从而影响性生活的活跃程度。Gerherz等研究显示，接受原位新膀胱的患者。在日常体力、精神状态、社交能力以及休闲活动等方面，均优于其他改道方式。但Hedgepeth等研究显示，原位新膀胱术后患者在体表外观上的评分与回肠输出道并无显著差异。Mansson等研究膀胱全切术后经皮可控性尿流改道或原位新膀胱术后的男性患者，采用了FACT-BL和医院焦虑和抑郁量表（hospital anxiety and depression scale，HADS）进行评估，两组患者焦虑和抑郁评分均较低且都在正常范围之内。然而，膀胱全切以及尿流改道之后，对精神和心理上的影响目前仍然研究较少。

3.基于生活方式改变和配偶相关的性功能障碍

接受了膀胱全切的患者，可能会对其日常生活和人际关系产生较大影响。尤其是与配偶之间的关系，可能会由于性生活方面受到影响而发生改变。Somani等人分析了膀胱全切术前和术后对生活质量影响最大的因素，其中，家庭、人际关系、健康和经济等因素的影响最大。因此，社交和生活方式的影响，对患者术后的生活质量影响巨大，需要引起泌尿科的关注。配偶对患者体表上佩戴的集尿装置及身体上存在造口的态度，在一定程度上会对术后两性关系产生影响，从而引起性功能障碍。

（五）膀胱全切术后性功能障碍的治疗

对膀胱全切术后性功能障碍，目前有多种治疗方式。但对膀胱全切术后性功能障碍的治疗，目前研究远少于前列腺癌根治术，诸如口服磷酸二酯酶抑制剂（PDE5I），阴茎海绵体注射（ICI），或使用真空负压泵等装置。对内科药物治疗无效者，可考虑阴茎假体置入等外科治疗手段。性功能咨询也是非常重要的辅助治疗手段。性功能咨询可提高ICI治疗效率，减少治疗脱落比例。增强对PDE5I的治疗反应。在性功能咨询方面也建议采用多学科团队形式。术后各种辅助装置的使用有助于性功能康复，建议采用适当的术后宣教。

二、直肠癌治疗的生育力保护

直肠癌疾病或者治疗的因素可能影响患者生育，患者有权知晓他们所患疾病和治疗方案可能对生殖造成的影响，以及相应的预防措施及治疗方案。

直肠癌患者生育的预防、保护和康复治疗需要包括结直肠外科、泌尿科、妇科、肿瘤内科、放疗科以及生殖医学科等多学科的参与，另外，社会心理方面的问题同样不能忽视，适当的心理干预也能提高生育保护的效果。

（一）男性直肠癌性功能、生育损害的原因、预防保护和治疗

男性直肠癌患者性功能、生育损害的原因包括疾病因素和治疗因素。疾病因素主要是直肠癌原发癌或者转移癌侵犯、累及性生殖器官组织，比如性神经、输精管、精囊腺和前列腺等。治疗因素包括手术、放疗和化疗导致的性功能、生育损害。

1. 直肠癌术后男性性功能障碍发生的病因

（1）手术损伤

术后盆腔解剖结构改变、术后盆腔炎症以及术中神经损伤可能导致术后性功能障碍。其中术中神经损伤是影响直肠癌术后性功能障碍的主要原因。一方面，由于复杂的神经分布、狭小的操作空间、肥胖、既往盆腔手术史、局部晚期肿瘤侵犯、邻近器官的粘连、术中出血，可能导致术中神经识别困难；另一方面，术野暴露过程中，对组织过度牵拉、组织切割和止血过程中的热损伤及手术创伤引起局部炎症反应，均可能导致神经的损伤。在结扎肠系膜下血管或清扫第253组淋巴结时，可能导致上腹下丛损伤；分离骶前间隙时可能导致腹下神经损伤。在分离直肠前方和侧方时易损伤盆丛。这些神经损伤导致的性功能障碍包括勃起功能和射精功能障碍，损伤盆交感神经伤可能导致不能射精、逆行性射精或射精疼痛，损伤副交感神经则导致不同程度的勃起障碍。

不同的手术方式及腹腔镜、机器人手术的运用对性功能障碍亦有着不同的影响。①腹会阴联合直肠癌切除术（APR）：APR与保肛手术相比增加了性功能障碍的发生率。在直肠穿过肛提肌平面上方约2 cm处，直肠固有筋膜和盆筋膜壁层紧密相连，肛提肌神经与切除平面紧密相连。阴茎背神经是阴部神经的终末分支，在勃起或射精时发挥重要作用。在会阴部手术时，尽管这些神经很少受到直接损伤，但在暴露过程中，过度的牵拉或术中长时间电凝可能导致这些神经损伤。另外，APR术后造口也被认为是直肠癌术后性功能障碍的危险因素之一，这可能与心理因素相关。②侧方淋巴结清扫（LLND）：LLND术后性功能障碍的严重程度与术中神经损伤和侧方淋巴结清扫的程度有关。LLND对勃起功能的影响比射精功能更大，因为盆内脏神经与髂血管间的距离较腹下神经和髂血管间的距离更近，在沿血管进行淋巴结清扫的过程中，距离越近越容易发生损伤。③腹腔镜/机器人手术：腹腔镜/机器人系统能够提供高清、放大的视野，有助于细小神经的辨认和保护，可能有助于改善术后患者的性功能，但目前尚无高级别的循证医学证据支持这一结论。

（2）术前放疗损伤

术前放疗是影响术后性功能的因素之一。术前放疗对于性功能的影响主要包括以下几个方面：①对神经的损伤：放疗可能使正常组织纤维化，导致神经卡压、继发脱髓鞘和血管损伤，神经和血管的损伤会导致相应的功能障碍，特别是阴茎海绵体的血管损伤，导致血流量减少，影响阴茎勃起功能。术前放疗的患者在手术时组织已进入纤维化期，解剖困难，手术难度增加，术中神经损伤的危险性亦相应增加。②对性腺功能的损伤：直肠癌放疗可能增加性腺功能衰退的风险，进而引起血睾酮水平的降低，睾酮浓度低于8 nmol/L与勃起功能障碍具有明显的相关性。

（3）其他影响因素

直肠癌术后患者的性功能与年龄、肿瘤位置及大小密切相关。随着年龄增长，性功能逐渐下降。年龄>50岁的患者术后国际勃起功能评分（IIEF-5）明显低于年龄<50岁患者。肿瘤距离肛缘<6 cm、肿瘤位于直肠前壁及肿瘤最大径>4 cm的直肠癌患者术后发生性功能障碍的可能性更大。根据不同的肿瘤位置和分期，临床采用不同的手术方案，低位直肠癌接受用腹会阴联合手术（APR）、侧方淋巴结清扫（LLND），直肠前壁的肿瘤往往需切除Denonvilliers筋膜，这些对盆腔自主神经的损伤较其他术式更严重。肿瘤体积越大术中操作越困难，自主神经损伤的风险也越大。直肠癌术后性功能易受心理因素的影响。手术对患者的打击、部分患者术后躯体形象的改变以及患者对恶性肿瘤的恐惧都会导致术后性活动时信心不足，从而造成性功能障碍。

2.直肠癌术后男性性功能障碍和生育损害的预防

术中对重要神经组织的保护是预防术后性功能障碍的关键，保留盆腔自主神经的直肠全系膜切除术（PANP-TME），对于保护中低位直肠癌患者的性功能具有重要意义。术中应按照正确的解剖层次进行分离，包括：①牵拉乙结肠系膜保持张力，远离骶骨岬及其表面行走的上腹下神经丛；将肠系膜下动脉后方束带状神经推向后方，血管和神经分离后再切断血管；距肠系膜下动脉根部0.5 cm以上处离断肠系膜下动脉，可有效减少主动脉前方上腹下丛的损伤。②通过肾前筋膜前平面分离可保护上腹下丛。③在直肠系膜和腹下神经前筋膜之间的疏松间隙进行分离。保持直肠系膜（固有筋膜）完整性并顺其弧度进行分离，紧贴直肠系膜操作。保持腹下神经前筋膜的完整性。在分离骶前间隙时，以中线为中心，沿直肠系膜表面向两侧进行锐性分离，在接近两侧直肠旁沟皱褶时，首先暴露双侧腹下神经；当分离至直肠旁沟皱褶的帐篷样薄膜结构时，再逐步切开至腹膜反折，对于部分神经不易找到的患者，紧贴直肠系膜分离，可能减少神经的损伤。④精细处理直肠侧韧带，注意保护细小丛状纤维（神经血管束），勿过于靠近盆侧壁，勿过度牵拉直肠侧韧带，尽量贴近直肠侧壁分离。当分离至精囊腺尾部时，及时转入直肠前间隙，避免过度分离引起神经的损伤。对于肿瘤未侵及直肠前壁，可保留Denonvilliers筋膜，减少盆神经的损伤。

对于年轻男性或者具有生殖要求的男性患者，可以在术前、放疗前、化疗前冻存精子，以减少由于治疗因素导致的生育损害。

3.直肠癌术后男性性功能障碍的康复治疗

直肠癌术后性功能障碍由多种因素导致，术后对性功能障碍的管理应尽早开始。心理治疗可减轻术后患者的不良心理变化，改善夫妻关系，增强患者的自信心。对于直肠癌术后男性功能障碍，主要的治疗措施：①磷酸二酯酶-5抑制剂（PDE5-Is）：是勃起障碍的一线治疗方案，包括西地那非、伐地那非、他达那非。西地那非用于直肠癌术后性功能障碍患者，其中69%的患者性功能得到改善。PDE5-Is主要使阴茎海绵体内血流增加，改善勃起的硬度，但并不能引起患者的性欲。②真空负压勃起装置（VED）：VED主要通过负压吸引，促使阴茎海绵体快速充血，同时阻止静脉回流，加速阴茎勃起，达到足够的硬度。VED有增加阴茎长度和硬度、恢复阴茎自然勃起、不受神经完整性限制的优点。VED治疗勃起功能障碍的有效率为65%~90%。③尿道内给药（IUS）：性活动之前在尿道放置前列腺素E1颗粒，通过尿道吸收进入阴茎海绵体，增加cAMP的水平，使钙离子水平降低，达到勃起。④阴茎海绵体注射（ICI）：向阴茎海绵体直接注射血管活性药物，使海绵体平滑肌舒张，海绵体充分充血达到勃起。主要用于PDE5-Is治疗效果不佳或不能耐受者。⑤阴茎假体植入：主要用于其他方法治疗无效，可以耐受手术的患者。⑥中医疗法：中药及针灸已用于勃起功能的治疗，具有疗效持久、性欲提高的优点，但起效较慢。

（二）女性直肠癌性功能、生育损害的原因、预防保护和治疗

女性直肠癌患者性功能、生育损害的原因包括疾病因素和治疗因素。疾病因素主要是直肠癌原发癌或者转移癌侵犯、累及性生殖器官组织，比如子宫、卵巢、输

卵管等。治疗因素包括手术、放疗和化疗导致的性功能、生育损害等。

1. 女性直肠癌术后性功能障碍、生育损害发生的原因

（1）外科手术

术后盆腔解剖结构改变、术后盆腔炎症以及术中神经损伤也是导致女性术后性功能障碍的重要原因。术后直肠阴道瘘，可能严重影响患者的性生活。手术创伤、造口以及对肿瘤复发的恐惧等心理因素也可能影响女性患者的性功能。表现为性欲下降、性唤起障碍、性高潮障碍和性交疼痛等。术后盆腔粘连形成，导致输卵管和卵巢间的正常解剖关系被破坏，可能导致不孕。原发癌侵犯卵巢或者发生卵巢转移，切除双侧卵巢将导致生育的丧失。

（2）化疗

部分化疗药物对卵巢的粒层细胞、鞘细胞、卵母细胞的功能损伤会导致卵巢功能早衰，引起不孕症。

（3）放疗

盆腔放疗可能损伤卵巢，导致原始卵细胞减少以及卵母细胞染色体损伤，导致生育能力下降甚至丧失。子

宫也可能在放疗中受到损害，即使是孕期妇女，由于子宫受到辐射后的影响，也可能发生流产、低出生体重和早产。

2. 女性直肠癌性功能障碍和生育损害的预防

术中对重要神经组织的保护也是预防女性患者术后性功能障碍的关键。男性直肠癌手术中遵循的盆腔神经保护的原则和操作细节同样适用于女性患者。和男性患者不同的是，女性距离腹膜反折 3 cm 处切断 Denonvilliers 筋膜，或者保留 Denonvilliers 筋膜，有助于减少盆神经的损伤。术中避免损伤阴道，减少阴道瘘发生的可能，也是保护女性性功能和生育的重要环节。

对于年轻女性或者具有生殖要求的女性患者，可以在术前、放疗前、化疗前采取卵子冻存、卵巢移位等措施。

第三章

肿瘤常用治疗技术的生育力保护

抗肿瘤治疗越来越多元化，手术、放疗、化疗是经典的肿瘤治疗技术，靶向治疗、免疫治疗等综合诊疗策略也为延长肿瘤患者生存期做出了重要贡献。但是，对于生育年龄肿瘤患者，在接受放疗、化疗等治疗时，获得保护生育的指导、采取保护生育的措施值得肿瘤医生关注。

一、化疗中的生育力保护

恶性肿瘤采用的手术、化疗、放疗、内分泌治疗等多种综合方案，有可能损伤患者的性腺功能，在女性中引起月经紊乱、闭经甚至不孕；在男性中导致精液量及其浓度显著下降，给患者带来不安和恐慌。因此保护生育力治疗已成为肿瘤患者人性化治疗的重要内容之一，并逐渐成为恶性肿瘤领域研究的热点和亮点。

（一）控瘤药物影响生育的机制及分类

根据来源不同，用于肿瘤治疗的药物主要分为化学药物和天然药物两类。根据其作用机制又可以分为传统细胞毒化疗药物和分子靶向治疗药物。由于细胞复制为正常细胞和肿瘤细胞共有的特点，传统细胞毒化疗药物在杀伤瘤细胞同时也会杀伤正常细胞，尤其是增殖旺盛的骨髓、胃肠道上皮、头发根部的细胞，导致人体正常机能和免疫能力遭到破坏，严重时还会引发肝脏、肾脏等重要脏器损伤，有些药物还会引起远期的生殖系统毒性导致不孕不育。如环磷酰胺对女性和男性的生殖系统均具毒性作用，可引起女性卵巢早衰、功能损伤，胚胎致畸，男性精子畸形率升高、活性下降，使睾丸和附睾无法正常产生精子，激素水平降低，氧化应激反应减弱，细胞凋亡，从而影响生殖功能。顺铂对精子产生及男性生育能力存在严重毒副作用，且不可逆转。目前检测到天然药物对机体重要器官毒性作用较少。但是White TE等发现青蒿琥酯有明显的胚胎毒性，能导致心血管和骨骼发育畸形。Stopper H等在体外体系中发现槲皮素有遗传毒性。大豆异黄酮是一类植物雌激素，主要有染料木黄酮和黄豆苷元两种，高剂量摄取黄豆苷元，对雌性大鼠有一定生殖毒性，人群试验也发现高剂量摄食染料木黄酮时，雌激素水平升高会致生殖毒性，还会增加人体乳腺癌和生殖道肿瘤的发生概率。分子靶向治疗药物的生殖毒性也有报道，如妊娠妇女使用抗HER2曲妥珠单抗单药或联合化疗治疗时发生羊水过少，表现为肺发育不良、骨骼异常及新生儿死亡。

化疗是卵巢功能下降甚至衰竭的重要原因，可致卵巢细胞凋亡，以及结构与功能损伤。化疗所致卵巢功能下降程度取决于化疗药物的种类和个体卵泡储备量，年轻患者卵泡储备较多，发生卵巢早衰、提前绝经和闭经风险相对较低。不同化疗药物对卵巢功能影响程度不一，按生殖毒性可分为3类（见表2）。

表2　对生殖系统有影响的常用控瘤药物及毒性

类别	机制分类	代表性药物	毒性分类
化学药物	烷化剂类	环磷酰胺、异环磷酰胺、铂类化合物	高级
	抗代谢类	甲氨蝶呤、卡培他滨、5-FU、吉西他滨、阿霉素、伊立替康	低级
天然药物	细胞微管	紫杉醇、长春碱	中级
	萜类	青蒿素、冬凌草甲素、B-榄香烯	高级
	黄酮类	木犀草素、槲皮素、芹菜黄素、黄芩苷、金合欢素、大豆异黄酮	中级
	生物碱类	喜树碱	低级
	多糖	灵芝多糖、香菇多糖、云芝多糖	低级

（二）控瘤治疗中保护生育力的药物

1.保护卵巢功能的辅助药物

细胞凋亡是化疗药物引起卵巢结构和功能破坏的重要机制。化疗后卵母细胞凋亡可能由神经酰胺和1-磷酸鞘氨醇介导。化疗药物中烷化剂最易引起卵巢功能失调，而烷化剂中以环磷酰胺（CTX）最具代表性。可能与其促进生长卵泡的凋亡率、甾体激素分泌减少，反馈性引起促性腺激素释放激素（GnRH）、卵泡刺激素（FSH）和黄体生成激素（LH）的分泌性增加，加速原始卵泡向生长卵泡的发展，再次受到CTX的破坏，形成恶性循环，最终耗尽原始卵泡的储备有关。顺铂作为周期非特异性细胞毒性药物，主要影响卵泡生长成熟，导致卵泡破坏和卵巢纤维化。

（1）GnRH可保护化疗药物对卵巢的损伤

促性腺激素释放激素（GnRH）类似物包括GnRH激动剂（GnRH-a）和GnRH拮抗剂（GnRHA），目前GnRH-a在临床应用较广泛。GnRH类似物降低性腺损害的机制包括：①GnRH类似物抑制卵巢活动，卵泡保持在静止期，因而对化疗药的细胞毒性敏感下降。②GnRH-a可降低血中GnRH浓度因而降低FSH，阻断FSH诱导的卵泡募集及闭锁过程。诱导卵巢功能静止，使卵泡保持在发育初始状态，从而减少卵泡在性腺毒性药物中的暴露。③GnRH类似物可对1-磷酸鞘氨醇等生物分子进行正调节。④GnRH-a可减少子宫卵巢血流灌注从而减少性腺毒性化疗药物在子宫卵巢的堆积。⑤GnRH-a直接影响GnRH受体激活从而减少细胞凋亡。最近研究证实GnRH-a可在体外性腺不足的环境中减少化疗药的性腺毒性。⑥对精胺醇-1-磷酸盐（S-1-P）的潜在作用。研究显示S-1-P在卵巢内或体外可保护卵巢不被化疗药损害，GnRH-a可上调S-1-P在卵巢内的含量。⑦GnRHa可保护卵巢干细胞系。

关于GnRHa保护卵巢功能的重要临床研究主要是在乳腺癌中进行。POEMS研究结果显示在早期乳腺癌患者化疗期间使用GnRHa，能够使HR阴性的绝经前患者2年卵巢早衰率从22%下降到8%，其具有统计学差异；而化疗联合GnRHa相较于化疗不仅能够改善生育率，而且对远期生存不会产生不良影响。第二项临床研究是PROMISE研究，纳入了HR阳性或阴性的绝经前乳腺癌患者，结果显示“化疗+GnRHa”组患者的早期绝经率比化疗组明显减少，分别为25.9%和8.9%，意义具有统计学差异，对患者的远期生存也没有产生负面的影响。2018年发表在*JCO*杂志上的荟萃分析，纳入5项研究总共873名乳腺癌患者，其中ER+患者约占40%，结果同样显示在化疗基础上联合GnRHa可以显著降低卵巢早衰率，提高治疗后的妊娠率，而且对EFS和OS无显著影响。鉴于以上的结果推荐化疗前2周开始使用GnRHa，每28天1次，直至化疗结束后2周给予最后一剂药物。

（2）雌-孕激素保护化疗药物的卵巢损伤

雌-孕激素周期疗法模拟生理周期治疗可以使卵巢处于静息状态。给予孕激素可以拮抗雌激素持续刺激导致的子宫内膜癌变风险，同时要监测乳腺癌变风险，建议在妇科内分泌医生指导及监测下使用。对已完成青春期发育却继发闭经者，给予激素替代疗法可降低心血管疾病及骨质疏松发病风险，利于维持正常性功能。

2.保护男性生殖系统的辅助药物

男性生殖系统的损伤可由多种原因引起，包括放疗、化疗药物的应用等。目前，男性生殖系统损伤的病因和发病机制尚未阐明，西医的临床诊疗手段有限，疗效欠佳；中医药在该方面积累了丰富经验，似有不可替代的优势。

（1）LBP对雄性生殖系统的保护作用

枸杞多糖（lycium barbarum polysaccharide，LBP）是一种具有天然活性的植物多糖，可维持正常细胞形态结构，修复受损细胞形态，还能抑制氧化损伤引起的细胞活力下降和凋亡，其机制主要表现为清除多余的脂质过氧化物，如乳酸脱氢酶（LDH）、丙二醛（MDA），提高细胞内超氧化物歧化酶（SOD）、谷胱甘肽（GSH）等抗氧化物酶的水平。

（2）黄芪对生殖系统的保护作用

黄芪注射液可能通过有效抑制COX-2的催化活性减少PGE2表达而发挥抑制前列腺癌PC-3细胞及其他肿瘤细胞的生长。有研究发现黄芪对大鼠睾丸氧化损伤具有一定的保护作用。

（3）淫羊藿对生殖系统的保护作用

淫羊藿是小檗科（*Berberidacea*）淫羊藿属（*Epimedium*）多种植物的干燥叶。淫羊藿苷（*Icariin*）是一种从淫羊藿中提取的，含量最高、活性最强的黄酮类化合物。中医认为淫羊藿“主阴痿绝伤，益气力，强志”，一直将淫羊藿用于不孕不育的治疗。淫羊藿（苷）对男性生殖系统具保护作用，可以促进睾酮合成、促进精子生成并改善精子生成的微环境，同时对雄性生殖系统损伤后恢复也具有积极促进作用；还可促进阴茎勃起，治疗早泄等。但有研究发现，淫羊藿（苷）使用浓度过高，对男性生殖系统功能有损伤作用，因此临床使用剂量要适宜。

（三）生育力保护技术的局限性和副作用

辅助生殖技术是目前女性肿瘤患者保留生育力最常

用方法，包括冻存胚胎、卵母细胞、卵巢组织，以备受精或胚胎移植。冻存胚胎适用于已婚女性，但在卵巢进行药物刺激过程中的高雌激素治疗对激素依赖性肿瘤（如乳腺癌、子宫内膜癌等）可能产生不利影响，可通过调整常规的卵巢药物刺激方案，选择芳香化酶抑制剂或选择性雌激素调节剂（如他莫昔芬）更为合适。未婚女性肿瘤患者更多采用卵母细胞冷冻保存技术来保留生育力。冻存卵巢组织或冻存整个卵巢适用于各年龄段，移植后不但能提供卵母细胞，还可恢复自身生殖内分泌功能，但该技术较为复杂和困难，且冻存组织有携带瘤细胞致复发的潜在危险性。

卵巢移位术主要用于需盆腔放疗的年轻肿瘤患者，在盆腔放疗前，保留卵巢血液供应，将卵巢移位至照射野以外部位固定，以避免放疗对卵巢功能造成损害。

促性腺激素释放激素激动剂GnRHa可用于化疗前，抑制下丘脑-垂体-卵巢轴，使大部分卵泡处于静息状态，从而保护卵巢，但其保护程度仍待进一步研究。同时，低雌激素状态可增加骨质疏松、心血管疾病等风险。

二、放疗中的生育力保护

（一）外照射治疗的历史沿革

放射治疗是肿瘤治疗的重要方式之一，主要是利用放射线治疗、杀灭肿瘤的一种重要的局部治疗方法。1990年以前，放疗采用相对简单的技术，如对穿二维照射。图像引导使用X线平片，即制定放疗计划时使用X线平片来勾勒体内恶性组织部位作为治疗靶点。

计算机断层扫描（CT）的发明使肿瘤和脏器的三维成像成为现实。三维适形放疗技术、调强技术（包括拉弧技术）已经成为治疗的主流标准措施。这些技术的关键是以三维剖面图像为基础，同时勾勒出各种类型的靶区和危及器官（OARs）。在过去的几十年里，计划评估也从针对肿瘤和靶区的原始点评估，逐渐发展到使用剂量体积直方图（DVH）对各种临床靶区（CTV）的体积吸收剂量的评估。

随着放疗技术和影像技术的发展，许多施源器与CT和/或（磁共振成像）MR兼容，近距离放疗由传统的以X射线为基础的二维治疗发展为CT/MR阴道的三维近距离治疗。在三维治疗时代，施源器置入后，可使用CT/MR进行检测，以明确施源器、靶区以及危及器官是否已处于最合适的空间位置。从以A点剂量代替靶区受照剂量（2D）转变为根据剂量-体积分布图评价和优化剂量-体积（3D）。2D到3D的转变使得局控率、临床治愈率都有较大的提高，副作用也明显减少。

（二）近距离治疗（腔内治疗）的历史沿革

近距离治疗，也称作内照射放疗，是将小体积的密封放射源直接放置于治疗部位或附近进行照射的一种治疗模式。在19世纪初建立起的近距离剂量学体系，包括“斯德哥尔摩系统、巴黎方法、曼彻斯特系统”。它们均以226镭（^{226}Ra）为放射性元素，其中，曼彻斯特系统（A点剂量体系）在目前的近距离放射治疗中仍普遍使用。但是由于安全风险的存在，很多国家和地区的官方机构已逐渐禁用226镭（^{226}Ra）。它逐渐被人工放射性核素，比如60钴（^{60}Co）、137铯（^{137}Cs）、192铱（^{192}Ir）所取代。137铯和192铱为伽马射线，能量较低，简化了防护问题。

经过几十年的演变，携带^{226}Ra的低剂量率施源器，已逐渐被修改为携带^{192}Ir的高剂量率（HDR）和脉冲剂量率（PDR）施源器。包括穹窿卵圆体-宫腔施源器、环形-宫腔施源器、个体化模具-宫腔施源器、柱形-宫腔施源器、组织间插植联合或不联合宫腔、阴道施源器等。

（三）放疗对生育的影响机理

放射治疗是肿瘤致死性治疗方式，无论是生殖器官肿瘤还是非生殖器官肿瘤，在接受放射治疗时，都可能直接或间接影响生殖功能，特别是性腺，例如卵巢、睾丸等都对放射剂量耐受性很低，导致丧失生育风险较大。

1.卵巢

卵巢对放射线非常敏感，接受2.5~3.0 Gy的剂量功能就被抑制，累计受量5.0~15.0 Gy以上时可能发生永久性卵巢功能衰竭。放疗剂量为2.0~3.0 Gy时，卵巢功能受到抑制，TD达到5/5，即在标准治疗条件下，治疗后5年内小于或等于5%的病例发生严重并发症的剂量；而导致永久性卵巢功能衰竭风险的最大耐受剂量为6.25~12 Gy，TD达到50/5，即在标准治疗条件下，治疗后5年，50%的病例发生严重并发症的剂量。研究证实，射线对卵巢功能的影响与照射剂量、照射方式、分割剂量方式、患者年龄以及接受射线时卵巢周期的时段相关。另有研究显示，卵巢在接受单次剂量4.0 Gy或分次剂量累计15.0 Gy时功能完全丧失。同时，年龄越大，卵巢耐受的放射剂量越低。另外，处于颗粒细胞分裂期的卵巢受射线影响最大，排卵后颗粒细胞停止分裂，卵巢处于对放射线的相对抗拒时期，射线对卵巢的影响相对较小。

2.子宫

子宫坏死、穿孔的照射剂量为>100 Gy（TD5/5），最大耐受剂量为200 Gy（TD50/5）。目前缺乏子宫内膜对放射线敏感性的相关报道，故尚不能得出明确结论。射线照射后子宫内膜的相关病理学表现包括子宫内膜腺体和间质萎缩，子宫内膜细胞中可见含脂肪颗粒的泡沫细胞。后装治疗后切除子宫的标本中可见内膜溃疡及坏死形成。根据既往经验，绝大多数患者在接受根治剂量的放疗后，即使移位卵巢功能得到足够的保护，即使卵巢还有功能，也不会恢复自然月经，主要原因是子宫内膜在根治剂量放射线照射后丧失了增殖活性。黄曼妮教授团队2020年曾个案报道过一例宫颈癌患者，在经过卵巢悬吊术、根治性放化疗后4个月恢复月经周期，推测可能该患者残存部分有增殖活性的子宫内膜，故而月经能够恢复。遗憾的是，未能再检索到类似的个案报道。

3.睾丸

睾丸对放射治疗同样高度敏感，永久不育的照射剂量为1.0 Gy（TD5/5），最大耐受剂量为4.0 Gy（TD50/5）。如果需要保持生育，需要咨询生殖医生，治疗前留取精液冻存。

4.垂体

在生殖器官的发育中，垂体是关键的中枢器官，儿童发育期如果垂体经过较高剂量的照射，也会间接影响生殖功能，例如：垂体瘤患者经过照射，一定会影响生育功能，但是目前这方面的资料很少，无法给出临床指导，只能起到提示作用。

（四）保护生育力的放疗技术操作

1.女性生殖器官肿瘤放射治疗的生殖器官保护

女性生殖器官肿瘤如果必须选择放射治疗或术后需要补充放疗，卵巢移位是保护卵巢功能的重要方式，主要应用于宫颈癌患者。

（1）适应证

早期宫颈癌：病理为鳞癌、腺癌，选择手术治疗时，同时行卵巢移位。

局部晚期宫颈癌：选择放疗的年轻患者，如果病理为鳞癌，可以知情选择卵巢移位后放疗。

（2）禁忌证

①病理证实为腺鳞癌、神经内分泌癌、胃型腺癌等特殊病理类型宫颈癌；②局部晚期或晚期宫颈腺癌；③晚期宫颈癌。

（3）操作方法

早期宫颈癌如果初始治疗选择手术，可以同时进行卵巢移位至放疗野外，如果术后病理具有补充放疗指征，可以减少放疗对卵巢的影响；如果初始治疗选择放疗，可以先行卵巢移位手术后再进行放疗。目前对放疗后生活质量的考量主要集中在保持一定的卵巢内分泌功能方面。通过卵巢移位术联合适当的放疗照射野，可以有效保护年轻子宫颈癌患者的卵巢功能。除手术移位卵巢使其远离高剂量区以外，要求放疗计划中卵巢的平均剂量需低于2.5 Gy，最大剂量需小于5.0 Gy。

2.男性生殖器官肿瘤放射治疗的生育保护

男性生殖器肿瘤，如果需要放射治疗，唯一保护生育的办法是放疗前辅助生殖技术留存精液，为之后辅助生殖留存备用。

3.生殖器官遮挡保护的放射治疗

生育年龄肿瘤患者，当选择放射治疗时，应该考虑到性腺及生殖器官的保护，并知情告知，必要时组织包括生殖医生在内的MDT团队，制定保护生育的治疗计划，并充分知情告知。在生殖器官的毗邻器官肿瘤放疗时可以选择遮挡保护技术。

（1）适应证及禁忌证

生殖器官遮挡保护技术主要适用于生殖器官位于放疗野外的照射治疗。而禁忌证则为生殖器官位于放疗野内的放射治疗或影响疗效的放射治疗。

（2）操作方法

可以使用铅衣、含铅橡胶、铅板或者其他遮挡效果良好的重金属材料，对照射野外生殖器官进行局部遮挡，以降低散射线，对生殖器官的功能有一定的保护作用，必须每次照射时使用。

（五）局限性及副作用

生殖功能的保护在放射治疗中非常困难，主要是卵巢和睾丸对于射线非常敏感，阈值很低，只有放疗剂量的1/50左右。同时生殖器官链条的其他器官，例如：子宫内膜、输卵管内膜、前列腺上皮对放疗都比较敏感，如果位于照射野内是无法保留功能的。因此，宫颈癌保留卵巢（卵巢移位）手术，必须是无淋巴结转移的患者，否则放疗的时候卵巢功能无法保留，同时，卵巢移位必须在髂嵴以上。宫颈癌、子宫内膜癌全量放疗，子宫和卵巢功能目前无法保留，但是，卵巢可以放疗野外移位，或者体外冷冻保存。

第四章

肿瘤患者生育力保存技术

随着年轻肿瘤患者存活率的提高、生育力保存技术的发展，以及对生育力保存意识的增强，肿瘤患者已有机会进行生育。由于生育年龄的推迟和肿瘤患者年轻化，导致被诊断肿瘤时还未完成生育患者逐渐增加，因此，生育能力保存需求也将不断增强。目前医学界对肿瘤患者生育力保存存在四大挑战：加强患者个性化治疗；减少肿瘤治疗对生育能力造成的损伤；选择安全有效的生育治疗方式；为因肿瘤治疗失去性腺内分泌功能制定对症治疗计划。目前针对女性肿瘤患者的生育力保存技术，根据发展进程及临床应用，可大致分为两类：第一类是已经成熟开展的生育力保存技术，包括胚胎及卵子冷冻技术，已广泛应用于辅助生殖治疗之中；第二类是实验性开展的技术，包括卵母细胞体外成熟技术及卵巢组织冷冻技术，通过不断改进，已逐渐超越实验阶段。上述技术为生育力保存的发展开辟了新思路，也是该领域未来的研究方向。针对男性肿瘤患者的生育力保存技术有精子库或人工取精等。

一、肿瘤患者生育力保存技术的历史沿革

人类胚胎冷冻技术起源于20世纪80年代，从最初使用的慢速冷冻技术到目前最新的胚胎玻璃化冷冻技

术，已经成为人类辅助生殖实验室的常规技术，且随着新技术的不断发展，现在不但可以冷冻卵裂期胚胎，还可冷冻桑葚期和囊胚期的胚胎，2013年美国生殖医学会年会上达成国际共识认为该技术可以作为临床女性生育力的保护/保存方法之一。随之发展的，还有卵母细胞冻存和卵巢组织冻存。尽管冻存卵母细胞技术已愈发成熟，但由于卵母细胞的特殊性，对于冻存耐受性欠佳，其成功率较胚胎冻存低。目前研究数据显示因为良恶性疾病进行生育力保护冻存卵母细胞后使用率不足5%。卵巢组织冻存利用低温生物学原理冷冻保存卵巢组织，待女性生育力降低或丧失后将卵巢组织移植回体内，恢复生育力及内分泌功能。自2004年报道了全球首例卵巢组织冻存自体移植后活产，该技术得到快速发展，至2020年，全球经此技术出生的婴儿或已超过200例。首都医科大学附属北京妇产医院建立了我国首个人卵巢组织冻存库，并于2016年完成中国首例冻存卵巢组织移植，继而进行了10例冻存卵巢组织移植均成功，在2021年实现中国首例自体卵巢组织冻存移植后自然妊娠，标志着我国在该技术应用上的重大突破。随生育力保存领域的持续发展，人工卵巢及干细胞诱导分化为成熟生殖细胞的技术虽尚在探索阶段，但也是生育力保存的未来发展方向。

二、肿瘤患者生育力保存技术的操作

（一）总适应证

1）恶性肿瘤是生育力保存最常见的适应证，包括血液系统恶性肿瘤，需要进行性腺毒性治疗、造血干细胞移植等；乳腺癌、盆腔肿瘤等术后需要化疗、放疗等，可导致医源性早发性卵巢功能不全。

2）良性肿瘤疾病对于需要进行性腺毒性治疗从而过早丧失生育力的育龄期女性，如重型地中海贫血、再生障碍性贫血、镰状细胞贫血和骨髓增生异常综合征的患者，由于需要进行造血干细胞移植，从而导致有极高风险发生早发性卵巢功能不全（premature ovarian insufficiency，POI）。

3）自身免疫性疾病患者，也需要化疗、放疗，有时甚至需要进行骨髓移植。

4）法律允许的情况下，青春期后且有固定伴侣或愿意使用供精的女性。

（二）禁忌证

1）晚期恶性肿瘤患者，一般情况差或远处转移。

2）夫妻双方离异或一方意外身亡，胚胎的处理需通过伦理审核。

3）法律或政策不允许的国家的公民。

（三）操作方法

1.胚胎冷冻技术

适应证：非激素敏感性类肿瘤患者或短期内无须治疗的良性肿瘤及自身免疫系统性疾病患者。少数激素敏感性肿瘤（乳腺癌）在充分评估后可在特定促排卵方案进行胚胎冻存。

冷冻保存方法可分为慢速程序化冷冻及玻璃化冷冻。

（1）慢速冷冻法

慢速冷冻多用于受精后第2~3天卵裂期胚胎的冷冻。慢速冷冻又被称为平衡冷冻，旨在通过低浓度或无毒的冷冻保护剂渗透并填充胚胎，降低胚胎细胞中冰的形成。在冷冻前，胚胎被放入含有一定浓度的渗透冷冻保护剂中，此时细胞外渗透压高，细胞内水通过细胞膜流向细胞外，同时渗透冷冻保护剂慢慢地进入细胞，此时由于水渗透速度更快，细胞会产生皱缩。随时间推移，渗透性冷冻保护剂进入细胞，一旦达到平衡，细胞体积就会恢复。

随后，胚胎被转移到非渗透性冷冻保护剂的溶液中，使细胞持续脱水，体积减小，减少冰晶形成。被装入0.25 ml吸管或离心管中，放入一个冷冻仪。胚胎按照-2 ℃/min的速率被冷却至-6~-8 ℃，略低于冷冻溶液的冰点。

用于慢速冷却的冷冻保护剂的浓度是不足以防止细胞内的冰晶形成的，因此通过在冷却过程中诱导细胞外冰晶形成（植冰）来升高细胞外冷冻剂的浓度。作为水过渡到冰，细胞外冷冻保护剂和其他物质更加集中，创造出另一个渗透梯度，促使更多的水离开胚胎，并允许更多的冷冻保护剂进入细胞，从而可以更好地降低细胞内冰晶的形成。植冰主要是通过液氮预冷的棉签、钳子触碰冷冻容器壁，植冰部位需尽可能远离胚胎。

植冰后冻存容器温度需在-6~-8 ℃维持10分钟，使胚胎平衡，然后以-0.3 ℃/min缓慢下降到-30 ℃。此时，细胞内的冷冻保护剂足以防止额外的细胞内冰晶的形成，最后胚胎被放入到液氮中。慢速冷冻及解冻具体方法见相关专业指南。

（2）玻璃化冷冻

玻璃化冷冻本质与慢速冷冻类似，通过冷冻保护剂实现细胞脱水。但与慢冻过程中不同，玻璃化冷冻没有试图保持细胞膜两侧的平衡，而是通过更高浓度冷冻保护剂处理细胞，快速降温使细胞内外液体达到玻璃化状态。胚胎玻璃化比慢速冷冻简单得多，也不需要程序化冷冻仪或其他昂贵的设备，其效果不低于慢速冷冻甚至优于慢速冷冻，因此目前广泛使用。

玻璃化冷冻通常采用两步的方法。第一步，使胚胎在50%最终浓度的冷冻保护剂暴露5~15分钟，使细胞内水离开细胞，并使冷冻保护剂渗透进入细胞建立平衡。第二步将胚胎置于100%最终浓度的冷冻保护剂中，经过较短的时间（通常小于60秒）观察到细胞收缩。随后将胚胎放入冷冻载杆，投入液氮保存。

复苏时快速将胚胎从液氮中拿出，将其浸泡在预热的溶液中，渗透性冷冻保护剂必须快速除去，减少胚胎在有毒溶液中的暴露时间。与慢冻的复苏一样，复苏液包含一定浓度的非渗透性冷冻保护剂（通常是1M的蔗糖）作为渗透性缓冲液，使渗透性冷冻保护剂缓慢离开细胞，水逐渐渗入细胞中，从而恢复胚胎正常生理状态。玻璃化冷冻及解冻具体方法见相关专业指南。

2.卵子冷冻

适应证：青春期女孩、无生育伴侣女性，或因个人原因无法选择IVF-胚胎冷冻方法保存生育力的女性肿瘤患者。

由于人类卵母细胞体积大，细胞中含水分多，细胞膜较胚胎期细胞渗透性差，其冷冻过程中脱水速度较胚胎明显减慢，容易在细胞内形成冰晶。同时，卵母细胞中的一些特殊结构（如纺锤体、皮质颗粒等）也容易受到冷冻的影响，从而影响卵母细胞功能。因此卵母细胞冷冻较胚胎冷冻更加困难且复苏成功率低。

即使是一次成功的卵母细胞冷冻和复苏，也并不意味着会成功获得一枚胚胎甚至一个活产。有研究显示，35岁以下女性，冷冻10枚卵母细胞获得成功活产的概率仅为60.5%，35岁以上获得相同数量的卵子活产率仅为29.7%。获卵数又与年龄有关，26~35岁女性其平均获卵数为15.4±8.8，36~40岁仅为9.9±8.0。年龄越大，冷冻卵子的活产率越低，因此超过38岁的女性一般不建议行卵子冷冻，卵子冷冻技术推荐在35岁之前进行。肿瘤患者的促排卵方案，建议使用芳香化酶抑制剂（如来曲唑2.5~5.0 mg/d），可有效降低雌二醇浓度50%以上，且使用来曲唑并不减少获卵数及卵母细胞的受精能力，也不增加子代先天性缺陷的发生率。他莫昔芬也可用于对抗高雌激素水平的影响，但因缺乏足够证据临床不常用。截至目前，无足够证据表明促排卵以保留生育能力对乳腺癌或其他恶性肿瘤女性的生存率有不利影响。卵巢刺激常见的并发症，包括由药物引起的并发症以及取卵的并发症，如卵巢出血和盆腔感染，严重的卵巢过度刺激综合征，在肿瘤患者中比较少见。

目前卵母细胞冻存的有效方法是玻璃化冷冻技术。卵母细胞玻璃化冷冻方法较胚胎玻璃化冷冻在步骤上有少许差别，但总体上讲仍是将卵母细胞放入高浓度的冷冻保护剂中平衡一段时间后直接投入液氮中进行冷冻保存。原理是利用高浓度冷冻保护剂冷却后黏滞性增加，当黏滞性达到非临界值时发生凝固化，形成一种玻璃化的稳定而非晶体化的固态。玻璃化冷冻技术是一种急速降温的冷冻方法，由于消除了对细胞危害最大的冰晶形成，可获得较高的胚胎存活率。玻璃化冷冻过程是在降温和细胞幸存之间达到平衡，既要有合适的降温速度，又要避免透明带或细胞破裂及高浓度冷冻保护剂产生的毒性和渗透压改变；为了获得玻璃化冷冻成功需极速降温，避免致死性冰晶形成，以减少对卵母细胞的损害。虽然一些研究报告说，肿瘤女性中复苏的卵母细胞数量无减少，但其他研究发现与非肿瘤人群相比，其受精率和种植率均降低，因此导致活产率更低。卵子冷冻及解冻的具体方法见相关专业指南。

3.卵巢组织冷冻技术

适应证：因治疗时间紧迫或禁忌证等不能接受通过促排卵而冻卵或冻胚的肿瘤患者，可选择冻存卵巢组织的方法保存生育力。

冻存卵巢组织可通过自体原位或异位移植，恢复患者内分泌功能和/或排卵功能。卵巢组织低温保存是性腺毒性治疗前生育能力保存的替代方法。虽然卵巢组织冷冻保存在有些国家只处于实验阶段，但美国生殖医学学会建议可以将卵巢组织冷冻保存作为某些特定人群的一个常规治疗选择。由于抗肿瘤治疗时间紧迫，无法进行促排卵后卵子或胚胎冷冻时，常选择卵巢组织低温保存。卵巢组织冷冻常在全身麻醉下通过腹腔镜进行全层皮质或单侧卵巢切除术，术前无须预处理，因此，该过程所需时间短，根据病情需要术后第二天即可开始化疗。卵巢组织低温保存也可在初始的低强度性腺毒性治疗方案后进行，以降低卵巢组织中残留肿瘤细胞的风险。虽然对卵巢组织冷冻保存的最大年龄无明确共识，但通常只建议在年龄≤36岁的女性中进行卵巢组织冷冻。卵巢组织超低温保存应仅在指定的专业机构实验室中进行，以确保组织超低温保存的质量和安全性。虽然卵巢组织玻璃化冷冻速度更快、更便宜，但慢速冷冻仍是常用方法。

对后续的自体移植，无论是原位移植还是异位移植，都是目前临床实践中唯一一种使用冷冻卵巢组织恢复卵巢功能和生育能力的方法。人卵巢组织冷冻保存联合自体原位或异位移植恢复生育力已有成功的报道。2004年，Donnez为一例霍奇金淋巴瘤患者进行了冻存卵巢组织原位移植手术，患者恢复排卵并自发妊娠，成功分娩一名女婴，为世界首例。据统计，全世界已有超过300名妇女接受了该手术，95%的病例在4~9个月内恢复卵巢功能。利用该技术已有180多个婴儿出生。大约85%接受卵巢移植的女性是肿瘤幸存者，活产率约为40%，其中一半为自然受孕。与卵母细胞和胚胎的低温保存一样，影响卵巢组织成功率的主要因素是年龄，接受卵巢组织低温保存的年轻妇女在卵巢组织移植后的生育率优于高龄妇女，35岁以上的女性妊娠率低。卵巢组织的收集和移植常通过腹腔镜进行。手术风险较低，常见并发症有出血、皮肤感染、膀胱损伤、中转开腹可能等（发生率为0.2%~1.4%）。

卵巢组织移植过程中的主要安全性问题，是卵巢皮质内残留的瘤细胞存在再次导致肿瘤复发的风险，特别是在盆腔肿瘤或系统性疾病，如白血病等。晚期肿瘤，如伯基特淋巴瘤、非霍奇金淋巴瘤、乳腺癌和肉瘤，也可能有卵巢受累的风险。在最近的研究报道中，230名肿瘤患者行卵巢组织移植，其中有9例在移植后复发，但分析均与卵巢移植手术无关。因此，卵巢组织移植前应利用免疫组化和分子标记物等手段全面评估肿瘤复发的概率。另外，也有学者提出促排卵可与卵巢组织冷冻保存相结合，以提高女性生育力保存的成功率。腹腔镜下切除一半卵巢1~2天后开始促排卵。虽然数据非常有限，但获得的卵母细胞数量与未切除卵巢患者相比无明显下降。两种治疗方法联合使用所需的时间约为2.5周。

无论是慢速冷冻还是玻璃化冷冻，卵巢组织冷冻存在两个关键问题：一是冷冻保护剂在卵巢组织块内渗透性差和细胞毒性，二是移植后组织缺血损伤和血供重建。此外，冻存卵巢组织中是否携带肿瘤细胞，关系到移植的安全性。目前这些问题尚未得到有效解决。近年来，关于人卵巢组织冻存联合自体原位或异位移植的成功报道逐渐增多，经过进一步探讨和改进后，将是保存女性生育力的理想途径。有关卵巢组织获取，冷冻处理过程等参考相关行业的指南。

4.精子库

适应证：所有诊断为前列腺癌需要接受相关治疗，并且有生育需求的患者。

精子库现被认为是男性患者的一线生育保护选择。在治疗前冷冻精液或在治疗后从附睾或睾丸中提取精子，采用胞浆内精子注射（ICSI）能降低诊断后非自愿不育风险。精液的采集和冷冻是一种无创性操作，不会延迟肿瘤开始治疗时间。理想情况下，该程序包括收集至少3个精液样本，样本之间的禁欲期至少为48小时，然后对精子样本进行冷冻保存，尽管通常必须在同一个样本中采集一个以上的精液样本避免延误肿瘤治疗。

精子库进行精子冻存（sperm cryopreservation）是指在超低温下（液氮中，-196℃）长时间稳定维持精子细胞活性的冷冻保存方法。精子冷冻技术已是一项成熟、稳定、安全的辅助生殖技术。

一般来说，青春期开始后，精子发生才开始，睾丸中的精原干细胞通过不断分化，最终形成成熟精子。对青春期发育后的肿瘤患者，可对成熟精子进行冷冻，目前临床上已经开展。青春发育期的精子冷冻时机，因人而异，据研究报道，最小的精液冷冻患者只有11岁，而在11~14岁间的肿瘤患者精液成功冷冻率达到64.5%，理想的精液标本推荐常规冷冻、空卵膜冷冻法；此外根据精子数量多少可选择麦管、超细麦管及各种新型冷冻载体冷冻、单精子冷冻等。精子冻存的关键在于“慢冻速融”，配合细胞保存液的使用，解决了在冻存过程中细胞的损伤，保证了细胞膜的完整性不被破坏。同时在液氮中保存时，细胞处于非活动耗能状态，减少有害物质产生堆积、维持细胞理化性质稳定、防止DNA、mRNA降解、防止核蛋白易位以及半胱氨酸自由基二硫键断裂等，从而维持遗传物质稳定性。

总而言之，人类精子冷冻技术可对不同精液质量采取不同的冷冻方式，进一步保障广大男性的生育权，对有生育需求的患者建议尽早结婚生子，维护社会家庭的安定和谐。但对青春期前以及肿瘤患者的生育力保存需结合具体情况提供更完善的个体化方案。具体冷冻和解冻过程参见相关行业指南。

5.人工取精术

适应证：射精失败或者精液中未发现精子者（如前列腺癌根治术后）。

在射精失败或射精中未发现精子的情况下，可以由生殖男科完成附睾精子抽吸来获取精子[可以是经皮取精（PESA）或显微手术取精（MESA）]以及睾丸精子提取（TESE）或电射精。之后需要辅助生育治疗，例如体外受精（IVF）或单精子胞浆内注射（ICSI）。Hourvitz等人回顾分析使用肿瘤治疗前获得的冷冻精子对夫妇进行IVF/ICSI的结局。与其他肿瘤诊断相比，患有前列腺癌男性的女性伴侣年龄较大（平均女性年龄为40岁），但分娩率仍能达到18%。

参考文献

1. 樊代明. 整合肿瘤学·临床卷·腹部肿瘤. 北京：科学出版社，2021：458-496.

2. 樊代明. 整合肿瘤学·临床卷·腹部肿瘤. 北京：科学出版社，2021：677-690.

3. Sung H，Ferlay J，Siegel R L，et al. Global cancer statistics 2020：GLOBOCAN estimates of incidence and mortality worldwide for 36 cancers in 185 countries. CA Cancer J Clin，2021，71（3）：209-249.

4. Zhang S，Sun K，Zheng R，et al. Cancer incidence and mortality in China，2015. Journal of the National Cancer Center，2020.

5. 黄留叶，赵雪莲，赵方辉. 宫颈癌的发病与死亡变化趋势及其预防策略进展. 肿瘤综合治疗电子杂志，2021，2（7）：21-25.

6. 谢幸，孔北华，段涛. 妇产科学.9版.北京：人民卫生出版社，2018.

7. 沈铿，马丁. 妇产科学.3版.北京：人民卫生出版社，2015.

8. 马丁，沈铿，崔恒. 常见妇科恶性肿瘤诊治指南.5版.

北京：人民卫生出版社，2016.
9.樊代明.整合肿瘤学·基础卷.西安：世界图书出版西安有限公司，2021.
10.Lin J，Chen L，Qiu X，et al. Traditional Chinese medicine for human papillomavirus（HPV）infections：A systematic review. Bioscience trends，2017，11（3）：267-273.
11.Khan M J，Werner C L，Darragh T M，et al. ASCCP Colposcopy standards：Role of colpos copy，benefits，potential harms，and terminology for colposcopic practice. Journal of lower geni-tal tract disease，2017，21（4）：223-229.
12.Katki H A，Schiffman M，Castle P E，et al. Benchmarking CIN 3+ risk as the basis for incor porating HPV and pap cotesting into cervical screening and management guidelines. Journal of lower genital tract disease，2013，17（5 Suppl 1）：S28-35.
13.黄爱娟，赵昀，邹晓莲，等.子宫颈高危型HPV阳性而细胞学阴性患者临床管理方法的初步探讨.中华妇产科杂志，2017，52（11）：745-750.

14.Hammes L S, Naud P, Passos E P, et al. Value of the international federation for cervical pathology and colposcopy (IFCPC) terminology in predicting cervical disease. Journal of lower geni-tal tract disease, 2007, 11 (3): 158-165.

15. WHO classification of tumours editorial board. Female Genital Tumours. WHO Classification of Tumours, 5th edition, vol. 4. Lyon: IARC Press, 2020: 8.

16.Olawaiye A B, Baker T P, Washington M K, et al. The new (Version 9) American joint committee on cancer tumor, node, metastasis staging for cervical cancer. CA Cancer J Clin, 2021, 71 (4): 287-298.

17. Minion L E, Tewari K S. Cervical cancer -state of the science: from angiogenesis blockade to checkpoint inhibition. Gynecol Oncol, 2018, 148 (3): 609-621.

18.Cibula D, Abu-rustum N R, Benedetti-panici P, et al. New classification system of radical hysterectomy: emphasis on a three-dimensional anatomic template for parametrial resection. Gynecol Oncol, 2011, 122 (2): 264-268.

19.Ramirez P T, Frumovitz M, Pareja R, et al. Minimally invasive versus abdominal radical hysterectomy for cervical cancer. New England Journal of Medicine, 2018, 379（20）: 1895-1904.

20.肖银平，陶祥，赵晨燕，等.LEEP标本的切缘状态与全子宫标本中HSIL及以上病变残留关系的研究.中华妇产科杂志，2019，54（1）：19-23.

21.Fontham E T H, Wolf A M D, Church T R, et al. Cervical cancer screening for individuals at average risk: 2020 guideline update from the American Cancer Society. CA Cancer J Clin, 2020, 70（5）: 321-346.

22.Rositch A F, Levinson K, Suneja G, et al. Epidemiology of cervical adenocarcinoma and squamous cell carcinoma among women living with HIV compared to the general population in the United States. Clinical infectious diseases: an official publication of the Infectious Diseases Society of America, 2021.

23.Silver M I, Gage J C, Schiffmanm, et al. Clinical outcomes after conservative management of cervical intraepithelial neoplasia grade 2（CIN2）in women ages 21-39 years. Cancer prevention research（Philadelphia，Pa），2018，11（3）：165-170.

24. 中国抗癌协会妇科肿瘤专业委员会.早期子宫颈癌保留生育功能中国专家共识.中国实用妇科与产科杂志，2022，38（6）：634-641

25. Wright T C J R，Cox J T，Massad L S，et al. 2001 Consensus guidelines for the management of women with cervical cytological abnormalities. Jama，2002，287（16）：2120-2129.

26. Coakley K，Wolford J，Tewari K. Fertility preserving treatment for gynecologic malignancies：a review of recent literature. CurrOpin Obstet Gynecol，2020，32（1）：51-56.

27. Gonthier C，Douhnai D，Koskas M. Lymphnode metastasis probability in young patients eligible for conservative management of endometrial cancer，Gynecologic Oncology，2020，157（1）：131-135.

28. Obemair A，Baxter E，Brennan D J，et al. Fertility-sparing treatment in early endometrial cancer：current state and future strategies. Obstet Gynecol Sci，2020，

63 (4): 417-431.

29. Qin Y, Yu Z, Yang J, et al. Oral progestin treatment for early-stage endometrial cancer: a systematic review and meta-analysis. Int J Gynecol Cancer, 2016, 26 (6): 1081-1091.

30. Leone Roberti Maggiore U, Martinelli F, Dondi G, et al. Effificacy and fertility outcomes of levonorgestrel-releasing intra-uterine system treatment for patients with atypical complex hyperplasia or endometrial cancer: a retrospective study. J Gynecol Oncol, 2019, 30 (4): e57.

31. Fan Z, Li H, Hu R, et al. Fertility-Preserving treatment in young women with grade 1 presumed stage IA endometrial adenocarcinoma: A Meta-Analysis. Int J Gynecol Cancer, 2018, 28 (2): 385- 393.

32. Kim M K, Seong S J, Kim Y S, et al. Combined medroxy progesterone acetate/ levonorgestrel-intrauterine system treatment in young women with early-stage endometrial cancer. American Journal of Obstetrics and Gynecology, 2013, 209 (4): 358.

33. Laurelli G, Falcone F, Gallo M S, et al. Long-Term oncologic and reproductive outcomes in young women with early endometrial cancer conservatively treated: a prospective study and literature update. Int J Gynecol Cancer, 2016, 26 (9): 1650-1657.

34. Palomba S , Piltonen T T, Giudice L C. Endometrial function in women with polycystic ovary syndrome: a comprehensive review. Hum Reprod Update, 2021, 27 (3): 584-518.

35. Harrison R F, He W, Fu S, et al. National patterns of care and fertility outcomes for reproductive-aged women with endometrial cancer or atypical hyperplasia. Am J Obstet Gynecol, 2019, 221 (5): 474.e1-474.e11.

36. Gerstl B, Sullivan E, Ives A, et al. Pregnancy outcomes after a breast cancer diagnosis: a systematic review and meta-analysis. Clinical Breast Cancer, 2018, 18 (1): e79-e88.

37. Kim H, Kim S K, Lee J R, et al. Fertility preservation for patients with breast cancer: the Korean society for fertility preservation clinical guidelines, Clin Exp Re-

prod Med 2017，44（4）：181-186.

38. Guo Y，Zong X，Li H，et al. Analysis of IVF/ICSI outcomes in infertile women with early-stage endometrial cancer and atypical endometrial hyperplasia after conservative treatment. Assist Reprod Genet，2022，39（7）：1643-1651.

39. 赵静，黄国宁，孙海翔，等.辅助生殖技术中异常子宫内膜诊疗的中国专家共识.生殖医学杂志，2018，27（11）：1057-1064.

40. Chen J，Cheng Y，Fu W，et al. PPOS protocol effectively improves the IVF outcome without Increasing the recurrence rate in early endometrioid endometrial cancer and a typical endometrial hyperplasia patients after fertility preserving treatment，Front Med（Lausanne），2021，27（8）：581927.

41. Adeleye A J，Aghajanova L，Kao C N，et al. Impact of the levonorgestrel-releasing intrauterine device on controlled ovarian stimulation outcomes. Fertil Steril，2018，110（1）：83-88.

42. 王玉东，王颖梅，王建东，等.遗传性妇科肿瘤高风险人群管理专家共识（2020），中国实用妇科与产科杂志，2020，36（9）：825-834.

43. Kim M J，Choe S A，Kim M K，et al . Outcomes of in vitro fertilization cycles following fertility-sparing treatment in stage IA endometrial cancer . Arch Gynecol Obstet，2019300：975-980.

44. Vitale S G，Tossetti D，Tropea A，et al. Fertility sparing surgery for stage IA type I and G2 endometrial cancer in reproductive aged patients：evidence based approach and future perspectives. Updates in surgery，2017，69（1）：29-34.

45. Zhang Q，Qi G，Kanis M J，et al. Comparison among fertility-sparing therapies for well differentiated early-stage endometrial carcinoma and complex atypical hyperplasia. Oncotarget，2017，8（34）：57642-57653.

46. Gunderson C C，Fader A N，Carson K A，et al. Oncologic and reproductive outcomes with progestin therapy in women with endometrial hyperplasia and grade 1 adenocarcinoma：a systematic review. Gynecol Oncol，2012，125（2）：477-482.

47.Wang Y， Yu M， Yang J X， et al. Prolonged conservative treatment in patients with recurrent endometrial cancer after primary fertilitysparing therapy： 15-year experience.Int J Clin Oncol， 2019， 24 （6）： 712-720.

48.Yamagami W， Susumu N， Makabe T， et al. Is repeated high-dose medroxyprogesterone acetate （MPA） therapy permissible for patients with early stage endometrial cancer or atypical endometrial hyperplasia who desire preserving fertility. J Gynecol Oncol， 2018， 29 （2）： e21.

49.Wright J D， Buck A M， Shah M， et al. Safety of ovarian preservation in premenopausal women with endometrial cancer. J Clin Oncol， 2009， 27 （8）： 1214-1219.

50.Sun C， Chen G， Yang Z， et al. Safety of ovarian preservation in young patients with early - stage endometrial cancer： a retrospective study and meta- analysis. Fertil Steril， 2013， 100 （3）： 782-787.

51.Loren A W， Mangu P B， Beck L N， et al. Fertility preservation for patients with cancer： American society of clinical oncology clinical practice guideline update. J Clin Oncol， 2013， 31 （19）： 2500-2510.

52. Lee S J, Schover L R, Partridge A H, et al. American society of clinical oncology recommendations on fertility preservation in cancer patients. J Clin Oncol, 2006, 24 (18): 2917-2931.

53. Liu Q, Ding X, Yang J, et al. The significance of comprehensive staging surgery in malignant ovarian germ cell tumors. Gynecol Oncol, 2013, 131 (3): 551-554.

54. Munster P N, Moore A P, Ismail-Khan R, et al. Randomized trial using gonadotropin-releasing hormone agonist triptorelin for the preservation of ovarian function during (neo) adjuvant chemotherapy for breast cancer. J Clin Oncol, 2012, 30 (5): 533-538.

55. Oktay K, Buyuk E, Libertella N, et al. Fertility preservation in breast cancer patients: a prospective controlled comparison of ovarian stimulation with tamoxifen and letrozole for embryo cryopreservation. J Clin Oncol, 2005, 23 (19): 4347-4353.

56. Noyes N, Porcu E, Borini A. Over 900 oocyte cryopreservation babies born with no apparent increase in

congenital anomalies. Reprod Biomed Online, 2009, 18 (6): 769–776.

57. Cao Y, Xing Q, Zhang Z G, et al. Cryopreservation of immature and in–vitro matured human oocytes by vitrification. Reprod Biomed Online, 2009, 19 (3): 369–373.

58. Cobo A, Bellver J, Domingo J, et al. New options in assisted reproduction technology: the cryotop method of oocyte vitrification. Reprod Biomed Online, 2008, 17 (1): 68–72.

59. Kajiyama H, Mizuno M, Shibata K, et al. Recurrence–predictingprognostic factors for patients with early–stage epithelIAlovarIAn cancerundergoing fertility–sparing surgery: a multi–institutional study. Eur JObstet and GynecolReprodBiol, 2014, 175: 97–102.

60. Kajiyama H, Shibata K, Mizuno M, et al. Long–term survival of young women receiving fertility–sparing surgery for ovarian cancer in comparison with those undergoing radical surgery. Br J Cancer, 2011, 105 (9): 1288–1294.

61.Ditto A, Marinelli F, Bogani G, et al. Long-term safety of fertility sparingsurgery in early stage ovarian cancer: comparison to standard radicalsurgical procedures. Gynecoloncol, 2015, 138 (1): 78-82.

62.Fruscio R, Ceppi L, Corso S, et al. Long-term results of fertility-sparing treatment compared with standard radical surgery for early-stage epithelial ovarian cancer. Br J Cancer, 2016, 254: 641-648.

63.Mirabeau-Beale K L, Kornblith A B, Penson R T, et al. Comparison of the quality of life of early and advanced stage ovarian cancer survivors. Gynecol Oncol, 2009, 114 (2): 353-359.

64.Power L, Lefas G, Lambert P, et al. Hormone use after nonserous epithelial ovarian cancer: Overall and disease-free survival. ObstetGynecol, 2016, 127 (5): 837041.

65.张颖，杨佳欣，早期上皮性卵巢癌保留生育功能手术患者预后与妊娠状况的影响因素，山东大学学报，2018，56（5）：13-17.

66.Jiang X, Yang J, Yu M, et al. Oncofertility in patients

with stage I epithelial ovarian cancer: fertility-sparing surgery in young women of reproductive age. World Journal of Surgical Oncology, 2017, 15（1）: 154.

67. 杨佳欣，沈铿，曹冬焱，等.妇科恶性生殖细胞肿瘤的诊治与研究进展.中国科学：生命科学，2021，51（8）：1007-1016.

68. Hogen L, Brar H, Covens A, et al. Is adjuvant chemotherapy beneficial for surgical stage I ovarian clear cell carcinoma. Gynecol Oncol, 2017, 147（1）: 54-60.

69. Zhao Y, Wang S, Qu Y M, et al. Prognostic analysis for Chinese patients with stage I ovarian endometriod carcinoma Journal of Ovarian Research, 2017, 10（1）: 63.

70. Matsuo K, Huang Y, Matsuzaki S, et al. Minimally invasive surgery and risk of capsule rupture for women with early-stage ovarian cancer. JAMA Oncol, 2020, 6（7）: 1110-1113.

71. Ji M, Jiang S, Zhao J, Wan X, et al. Efficacies of FAEV and EMA/CO regimens as primary treatment for gestational trophoblastic neoplasia. Br J Cancer, 2022,

127（3）：524–530.

72. Clark J J，Slater S，Seckl M J. Treatment of gestational trophoblastic disease in the 2020s. Curr Opin Obstet Gynecol，2021，33（1）：7–12.

73. Joneborg U，Coopmans L，van Trommel N，et al. Fertility and pregnancy outcome in gestational trophoblastic disease. Int J Gynecol Cancer，2021，31（3）：399–411.

74. Ngan H Y S，Seckl M J，Berkowitz R S，et al. Diagnosis and management of gestational trophoblastic disease：2021 update. Int J Gynaecol Obstet，2021，155 Suppl 1（Suppl 1）：86–93.

75. Seckl M J，Sebire N J，Fisher R A，et al. Gestational trophoblastic disease：ESMO clinical practice guidelines for diagnosis，treatment and follow–up. Ann Oncol，2013，24 Suppl 6：vi39–50.

76. Shen X，Xiang Y，Guo L，et al. Fertility–preserving treatment in young patients with placental site trophoblastic tumors. Int J Gynecol Cancer，2012，22（5）：869–874.

77. Wang X， Yang J， Li J， et al. Fertility-sparing uterine lesion resection for young women with gestational trophoblastic neoplasias： single institution experience. Oncotarget，2017，8（26）：43368-43375.

78. Zhao J， Xiang Y， Guo L， et al. Reservation of fertility for seventeen patients with placental site trophoblastic tumor. Zhonghua Fu Chan Ke Za Zhi， 2014， 49 （4）： 265-269.

79. 蒋诗阳，赵峻. 妊娠滋养细胞肿瘤保留生育功能治疗的研究进展. 中国癌症防治杂志，2020，12（2）：149-153.

80. 王玉芬，程晓东. 妊娠滋养细胞肿瘤保留生育功能治疗策略. 中国临床医生杂志，2020，48（4）：408-412.

81. Student S， Hejmo T， Poterała-Hejmo A， et al. Anti-androgen hormonal therapy for cancer and other diseases. European Journal of Pharmacology，2020，866：172783.

82. Duthie C J， Calich H J， Rapsey C M， et al. Maintenance of sexual activity following androgen deprivation in males. Critical Reviews in Oncology/Hematology，2020，

153: 103064.

83. Oktay K, Harvey B E, Partridge A H, et al. Fertility preservation in patients with cancer: ASCO clinical practice guideline update. J Clin Oncol, 2018, 36 (19): 1994–2001.

84. McMahon C G. Current diagnosis and management of erectile dysfunction. Medical Journal of Australia, 2019, 210 (10): 469–476.

85. Cai Z, Song X, Zhang J, et al. Practical approaches to treat ED in PDE5 in onresponders. Aging Dis, 2020, 11 (5): 1202–1218.

86. Qin F, Wang S, Li J, et al. The early use of vacuum therapy for penile rehabilitation after radical prostatectomy: systematic review and meta–analysis. Am J Mens Health, 2018, 12 (6): 2136–2143.

87. Jones P, Sandoval Barba H, Johnson M I, et al. Erectile dysfunction after robotic radical prostatectomy: real–life impact of vacuum erection device clinic. Journal of Clinical Urology, 2021, 14 (5): 325–331.

88. Stainer V, Skews R, Aning J J. Managing erectile dys-

function after prostate cancer treatment. Prescriber, 2022, 33（1）: 10–14.

89. Kinnaird W, Kirby M G, Mitra A, et al. The management of sexual dysfunction resulting from radiotherapy and androgen deprivation therapy to treat prostate cancer: a comparison of uro–oncology practice according to disease stage. International Journal of Clinical Practice, 2021, 75（4）: e13873.

90. Grin L, Girsh E, Harlev A. Male fertility preservation–methods, indications and challenges. Andrologia, 2021, 53（2）.

91. Brannigan R E, Fantus R J, Halpern J A. Fertility preservation in men: a contemporary overview and a look toward emerging technologies. Fertility and Sterility, 2021, 115（5）: 1126–1139.

92. Del–Pozo–Lérida S, Salvador C, Martínez–Soler F, et al. Preservation of fertility in patients with cancer. Oncology Reports, 2019, 41（5）: 2607–2614.

93. Ziegelmann M. Commentary on posteroperative vaccuum therapy following AMS LGX 700 inflatable penile pros-

thesis placement: penile dimension outcomes and overall satisfaction. Int J Impot Res, 2020, 32 (1): 142-143.

94.Madan R, Dracham C B, Khosla D, et al. Erectile dysfunction and cancer: current perspective. Radiat Oncol J, 2020, 38 (4): 217-225.

95.Cai Z, Song X, Zhang J, et al. Practical approaches to treat ED in PDE5i nonresponders. Aging Dis, 2020, 11 (5): 1202-1218.

96.Hamzehnejadi M, Ranjbar Tavakoli M, Abiri A, et al. A review on phosphodiesterase-5 inhibitors as a topical therapy for erectile dysfunction. Sexual Medicine Reviews, 2022, 10 (3): 376-391.

97.Alencar AM Jr, Sonpavde G. Emerging therapies in penile cancer. Front Oncol, 2022, 12: 910335.

98.Stroie F A, Houlihan M D, Kohler T S, et al. Sexual function in the penile cancer survivor: a narrative review. Transl Androl Urol, 2021, 10 (6): 2544-2553.

99.Bandieramonte G, Colecchia M, Mariani L, et al. Peniscopically controlled CO2 laser excision for conservative treatment of in situ and T1 penile carcinoma report on 224 patients. Eur Urol, 2008, 54 (4): 875–882.

100. Leijte J A, Kirrander P, Antonini N, et al. Recurrence patterns of squamous cell carcinoma of the penis: recommendations for follow-up based on a two-centre analysis of 700 patients. Eur Urol, 2008, 54 (1): 161–168.

101. Machan M, Brodland D, Zitelli J, et al. Penile squamous cell carcinoma: penis-preserving treatment with mohs micrographic surgery. Dermatol Surg, 2016, 42: 936–944.

102. Suarez-Ibarrola R, Cortes-Telles A, Miernik A, et al. Health-related quality of life and sexual function in patients treated for penile cancer. Urol Int 2018, 101 (3): 351–357.

103. Alei G, Letizia P, Sorvillo V, et al. Lichen sclerosus in patients with squamous cell carcinoma. Our experience with partial penectomy and reconstruction with ventral fenestrated flap. Ann Ital Chir, 2012, 83: 363–367.

104. Whyte E, Sutcliffe A, Keegan P, et al. Effects of partial penectomy for penile cancer on sexual function: a systematic review. PLoS One, 2022, 17 (9): e0274914.
105. Pappas A, Katafigiotis I, Waterloos M, et al. Glans resurfacing with skin graft for penile cancer: a step-by-step video presentation of the technique and review of the literature. Biomed Res Int, 2019, 2019: 5219048.
106. 邓云山，李月娥，伍耀凡，等. 保留阴茎头手术治疗浅表性阴茎癌的临床疗效观察. 中国男科学杂志，2013，26（11）：45-48.
107. Martz N, Bodokh Y, Gautier M, et al. High-dose rate brachytherapy in localized penile cancer: 5-year clinical outcome analysis. Clin Transl Radiat Oncol, 2021, 27: 89-95.
108. Mercuri S R, Paolino G, Brianti P, et al. Ultra pulse carbon dioxide laser plus methyl aminolevulinate-photodynamic therapy for the treatment of penile cancer. Case Rep Dermatol, 2022, 14 (2): 210-213.

109.Jakobsen J K, Sørensen C M, Krarup K P, et al. Quality of life, voiding and sexual function of penile cancer patients: DaPeCa-10-a cross-sectional questionnaire survey. BJUI Compass, 2022, 3 (5) .

110.Bandak M, Jørgensen N, Juul A, et al. Preorchiectomy leydig cell dysfunction in patients with testicular cancer. Clin Genitourin Cancer, 2017, 15: e37.

111.Petersen P M, Skakkebaek N E, Rørth M, et al. Semen quality and reproductive hormones before and after orchiectomy inmen with testicular cancer. J Urol, 1999, 161 (3): 822-826.

112.Gilbert K, Nangia A K, Dupree J M, et al. Fertility preservation for men with testicular cancer: Is sperm cryopreservation costeffective in the era of assisted reproductive technology Urol Oncol, 2018, 36 (3): 92.e1-92.e9.

113.Fankhauser C D, Roth L, Kranzbühler B, et al. The role of frozen section examination during inguinal exploration in men with inconclusive testicular tumors: a systematic review and meta-analysis. Eur Urol Focus,

2021, 7 (6): 1400-1402.

114. Song G, Xiong G Y, Fan Y, et al. The role of tumor size, ultrasonographic findings, and serum tumor markers in predicting the likelihood of malignant testicular histology. Asian J Androl, 2019, 21 (2): 196-200.

115. Nason G J, Aditya I, Leao R, et al. Partial orchiectomy: The princess margaret cancer centre experience. Urol Oncol, 2020, 38 (6): 605.e19-605.e24.

116. Aparicio J, García Del Muro X, Maroto P, et al. Patterns of relapse and treatment outcome after active surveillance or adjuvant carboplatin for stage I seminoma: a retrospective study of the Spanish Germ Cell Cancer Group. Clin Transl Oncol, 2021, 23 (1): 58-64.

117. Nayan M, Jewett M A, Hosni A, et al. Conditional risk of relapse in surveillance for clinical stage I testicular cancer. Eur Urol, 2017, 71 (1): 120-127.

118. Tandstad T, Smaaland R, Solberg A, et al. Management of seminomatous testicular cancer: a binational prospective population-based study from the Swedish

norwegian testicular cancer study group. J Clin Oncol, 2011, 29 (6): 719–725.

119. Supron A D, Cheaib J G, BILes M J, et al. Primary robotic retroperitoneal lymph node dissection following orchiectomy for testicular germ cell tumors: a single–surgeon experience. J Robot Surg, 2021, 15 (2): 309–313.

120. Calaway A C, Einhorn L H, Masterson T A, et al. Adverse surgical outcomes associated with robotic retroperitoneal lymph node dissection among patients with testicular cancer. Eur Urol, 2019, 76 (5): 607–609.

121. Giannatempo P, Pond GR, Sonpavde G, et al. Treatment and clinical outcomes of patients with teratoma with somatic type malignant transformation: an international collaboration. J Urol, 2016, 196 (1): 95–100.

122. Brydøy M, Fosså S D, Klepp O, et al. Paternity and testicular function among testicular cancer survivors treated with two to four cycles of cisplatin–based chemotherapy. Eur Urol, 2010, 58 (1): 134–140.

123. Veskimäe E, Neuzillet Y, Rouanne M, et al. Systematic review of the oncological and functional outcomes of pelvic organ-preserving radical cystectomy (RC) compared with standard RC in women who undergo curative surgery and orthotopic neobladder substitution for bladder cancer. BJU international, 2017, 120 (1): 12-24.

124. Avulova S, Chang S S. Role and indications of organ-sparing "radical" cystectomy: the importance of careful patient selection and counseling. The Urologic clinics of North America, 2018, 45 (2): 199-214.

125. Tang S, Hao H, Fang D, et al. Prostate cancer incidentally discovered at the time of radical cystoprostatectomy does not decrease overall survival: results from a large Chinese medical center. Int Braz J Urol, 2018, 44 (2): 258-266.

126. Voskuilen C S, Fransen van de Putte E E, Pérez-Reggeti J I, et al. A two-center study. Eur J Surg Oncol, 2018, 44 (9): 1446-1452.

127. Abdelaziz A Y, Shaker H, Seifelnasr M, et al. Early

oncological and functional outcomes of prostate capsule sparing cystectomy compared with standard radical cystectomy. Current urology，2019，13（1）：37-45.

128. Bai S，Yao Z，Zhu X，et al. The feasibility and safety of reproductive organ preserving radical cystectomy for elderly female patients with muscle-invasive bladder cancer：a retrospective propensity score-matched study. Urology，2019，125：138-145.

129. Huang H，Yan B，Shang M，et al. Is hysterectomy beneficial in radical cystectomy for female patient with urothelial carcinoma of bladder A retrospective analysis of consecutive 112 cases from a single institution. BMC Urol，2019，19（1）：28.

130. Khorrami M H，Moosaie M R，Javid A. Erectile function after radical cystectomy：comparing surgical stapler with LigaSure in division of vascular pedicles. Int J Urol，2019，26（12）：1157-1158.

131. 刘雪军，刘天遥，谢尚训，等. 机器人辅助腹腔镜下保留性神经全膀胱切除术临床应用及疗效分析. 中华男科学杂志，2019，25（9）：797-801.

132. Saad M, Moschini M, Stabile A, et al. Long-term functional and oncological outcomes of nerve-sparing and prostate capsule-sparing cystectomy: a single-centre experience. BJU international, 2020, 125 (2): 253-259.

133. Catto J W F, Downing A, Mason S, et al. Quality of life after bladder cancer: a cross-sectional survey of patient-reported outcomes. Eur Urol, 2021, 79 (5): 621-632.

134. Goonewardene S S, Ventii K, Bahl A, et al. Prostate sparing cystectomy: a systematic review. Management of muscle invasive bladder cancer. Springer International Publishing, 2021: 229-239.

135. Moussa M, Papatsoris A, Abou Chakra M, et al. Erectile dysfunction post radical cystectomy. The role of early rehabilitation with pharmacotherapy in nerve sparing and non-nerve sparing group: A randomized, clinical trial. Arch Ital Urol Androl, 2021, 93 (1): 58-64.

136. Clay R, Shaunak R, Raj S, et al. Oncological and functional outcomes of organ-preserving cystectomy ver-

sus standard radical cystectomy：A systematic review and meta-analysis. BJUI Compass，2022.

137.Proietti F，Licari L C，Flammia R S，et al. Pregnancy after sexuality preserving cystectomy with urinary diversion for bladder cancer：case report and review of the literature. BMC Urol，2022，22（1）：143.

138.中国性学会结直肠肛门功能外科分会，中国医师协会结直肠肿瘤专业委员会器官功能保护学组，中国医师协会外科医师分会结直肠外科医师委员会. 直肠癌手术盆腔器官功能保护中国专家共识. 中华胃肠外科杂志，2021，24（4）：283-290.

139.池畔，王枭杰. 直肠侧方膜解剖完整对盆丛神经保护的意义. 中华胃肠外科杂志，2021，24（4）：297-300.

140.杜涛，傅传刚. 3D腹腔镜下直肠癌根治术中植物神经保护的研究. 中华结直肠疾病电子杂志，2019，8（4）：349-352.

141.中国医师协会结直肠肿瘤专业委员会微创解剖学组，中国性学会结直肠肛门功能外科分会. 保留邓氏筋膜全直肠系膜切除术（iTME）中国专家共识

（2021 版）. 中华胃肠外科杂志，2021，24（6）：467–472.

142. 易小江，刁德昌，廖伟林，等. 筋膜导向腹腔镜直肠癌根治术的临床效果分析. 结直肠肛门外科，2021，27（3）：214–220.

143. 韩方海，周声宁. 直肠癌盆腔的膜解剖与网络保留自主神经手术. 中华胃肠外科杂志，2021，24（7）：587–592.

144. Wei B，Zheng Z，Fang J，et al. Effect of Denonvilliers′ fascia preservation versus resection during laparoscopic total mesorectal excision on postoperative urogenital function of male rectal cancer patients：initial results of Chinese PUF–01 randomized clinical trial. Ann Surg，2021，274（6）：e473–e480.

145. Li K，He X，Zheng Y. An optimal surgical plane for laparoscopic functional total mesorectal excision in rectal cancer. J Gastrointest Surg，2021，25（10）：2726–2727.

146. Towe M，Huynh L M，El–Khatib F，et al. A review of male and female sexual function following colorectal

surgery. Sex Med Rev，2019，7（3）：422-429.
147. Frankland J，Wheelwright S，Permyakova N V，et al. Prevalence and predictors of poor sexual well-being over 5 years following treatment for colorectal cancer：results from the ColoREctal Wellbeing（CREW）prospective longitudinal study. BMJ Open，2020，10（11）：e038953.
148. Notarnicola M，Celentano V，Gavriilidis P，et al. PDE-5i management of erectile dysfunction after rectal surgery：a systematic review focusing on treatment efficacy. Am J Mens Health，2020，14（5）：1557988320969061.
149. 赵晶，朱虔兮. 我国常见生殖系统疾病流行概析. 生殖与避孕，2016，36（7）：589-595.
150. 狄文，蒋萌. 生殖肿瘤学在妇产科中的应用. 上海医学，2019，(6)：3.
151. 邵帅，王开秀，丁涛，等. 男性肿瘤患者生育力保存的研究进展. 生殖医学杂志，2020，29（11）：7.
152. 梁晓燕，李晶洁. 女性生育力保存技术. 中国实用妇科与产科杂志，2022，38（6）：4.

153. 张曦文，李乐乐，江素鑫，等. 环磷酰胺生殖毒性的研究进展. 中国研究型医院，2018，5（1）：27-32.

154. Silici S，Ekmekcioglu O，Eraslan G，et al. Antioxidative effect of royal jelly in cisplatin-induced testes damage. Urology，2009，74（3）：545-551.

155. White T E，Clark R L. Sensitive periods for developmental toxicity of orally ad- ministered artesunate in the rat. Birth Defects Res B Dev Reprod Toxicol，2008，83（4）：407-417.

156. Stopper H，Schmitt E，Kobras K. Genotoxicity of phytoestrogens. Mutat Res 2005：574（1-2）：139-155.

157. 顾崇娟，张学红. 恶性肿瘤综合治疗中女性生殖功能保护现状. 中国肿瘤临床，2012，39（13）：939-942.

158. Wolff M V，Montag M，Dittrich R，et al. Fertility preservation in women a practical guide to preservation techniques and therapeutic strategies in breast cancer，Hodgkin's lymphoma and borderline ovarian tumours by the fertility preservation network FertiPROTEKT. Ar-

chives of Gynecology & Obstetrics, 2011, 284 (2): 427.

159. 彭萍，杨冬梓，莫亚勤，等. 一磷酸神经鞘氨醇预防化疗大鼠卵巢功能损害的实验研究. 中山大学学报：医学科学版，2007，28（1）：15-18.

160. 王磊，邵小光. 女性血液系统恶性肿瘤的生殖保护策略. 国际生殖健康/计划生育杂志，2012，31（5）：408-412.

161. 欧阳健明，彭花. 植物多糖对细胞氧化损伤的保护和修复作用. 暨南大学学报：自然科学与医学版，2012，33（5）：8.

162. 包卿兵，林建中. 黄芪注射液对前列腺癌PC-3细胞环氧化酶-2及前列腺素PGE2表达的影响. 山西医药杂志，2012，41（7）：26-28.

163. 郭青春. 黄芪复方剂提取物总黄酮抗睾丸氧化损伤研究. 中鲁医学杂志，2010，6（4）：13-14.

164. 国家药典委员会. 中华人民共和国药典. 北京：中国医药科技出版社，2020，340-342.

165. 李铖，崔毓桂，覃莲菊等. 淫羊藿（苷）对男性生殖系统的作用和机制. 国际生殖健康/计划生育杂志，2022，41（3）：236-239.

166.Moore H C，Unger J M，Phillips K A，et al. Goserelin for ovarian protection during breast -cancer adjuvant chemotherapy. N Engl J Med，2015，372（10）：923-932.

167. Moore HCF，Unger J M，Phillips K A，et al. Final analysis of the prevention of early menopause study（POEMS）/SWOG intergroup S0230. J Natl Cancer Inst，2019，111（2）：210-213.

168. Del Mastro L，Boni L，Michelotti A，et al. Effect of the gonadotropin-releasing hormone analogue triptorelin on the occurrence of chemotherapy-induced early menopause in premenopausal women with breast cancer：a randomized trial. JAMA，2011，306（3）：269-276.

169. Lambertini M，Boni L，et al. Ovarian suppression with triptorelin during adjuvant breast cancer chemotherapy and long-term ovarian function，pregnancies，and disease-free survival：a randomized clinical trial. JAMA，2015，314（24）：2632-2640.

170. Azim HA Jr, Ameye L, Paesmans M, et al. Reply to S. A. Narod et al. J Clin Oncol, 2020, 38（36）: 4352-4354.

171. Lambertini M, Moore H C F, Leonard R C F, et al. Gonadotropin-releasing hormone agonists during chemotherapy for preservation of ovarian function and fertility in premenopausal patients with early breast cancer: a systematic review and meta-analysis of individual patient-level data. J Clin Oncol, 2018, 36（19）: 1981-1990.

172. Childress J，范瑞平，王明旭等. 关于生命伦理学四原则的对话. 中国医学伦理学，2022，33（11）：1295-1299.

173. Hall W, Paulson E, Li X, et al. Magnetic resonance linear accelerator technology and adaptive radiation therapy: an overview for clinicians. CA Cancer J Clin, 2022, 72（1）: 34-56.

174. Prescribing, Recording, and Reporting Brachytherapy for Cancer of the Cervix. Journal of the Icru, 2013, 13（1-2）: NP.

175. 孙健衡，盛修贵，白萍，等. 妇科恶性肿瘤的近距离放射治疗.2版.中国协和医科大学出版社，2015.
176. 殷蔚伯，余子豪，等. 肿瘤放射治疗学.4版.中国协和医科大学出版社，2015.
177. 杨晰，安菊生，李晓光，等. 子宫颈癌卵巢移位术后根治性放化疗后恢复月经周期一例. 中华妇产科杂志，2020，55（7）：487-489.
178. Husseinzadeh N， van Aken M L， Aron B. Ovarian transposition in young patients with invasivecervical cancer receiving radiation therapy. Int J Gynecol Cancer，1994，4（1）：61-65.
179. Hwang J H， Yoo H J， Park S H， et al. Association between the location of transposed ovary andovarian function in patients with uterine cervical cancer treated with（postoperative or primary） pelvic radiotherapy . Fertil Steril，2012，97（6）：1387-1393.e1-2.
180. 黄荷凤. 实用人类辅助生殖技术. 北京：人民卫生出版社，2018.
181. Lambertini M， Peccatori F A， Demeestere I， et al. Fertility preservation and post-treatment pregnancies in

post-pubertal cancer patients: ESMO Clinical Practice Guidelines. Ann Oncol, 2020, 31 (12): 1664-1678.

182. Oktay K, Harvey B E, Partridge A H, et al. Fertility preservation in patients with cancer: ASCO clinical practice guideline update. J Clin Oncol, 2018, 36 (19): 1994-2001.

183. Mulder R L, Font-Gonzalez A, Hudson M M, et al. Fertility preservation for female patients with childhood, adolescent, and young adult cancer: recommendations from the PanCareLIFE consortium and the international late effects of childhood cancer guideline harmonization group. Lancet Oncol, 2021, 22 (2): e45-e56.

184. Dolmans M M, Donnez J. Fertility preservation in women for medical and social reasons: Oocytes vs ovarian tissue. Best Pract Res Clin Obstet Gynaecol, 2021, 70: 63-80.

185. Mulder R L, Font-Gonzalez A, Green D M, et al. Fertility preservation for male patients with childhood, ad-

olescent, and young adult cancer: recommendations from the PanCareLIFE consortium and the international late effects of childhood cancer guideline harmonization group. Lancet Oncol, 2021, 22 (2): e57-e67.

186. Schlegel P N, Sigman M, Collura B, et al. Diagnosis and treatment of infertility in men: AUA/ASRM guideline part I. Fertil Steril, 2021, 115 (1): 54-61.

187. Oktay K, Harvey B E, Partridge A H, et al. Fertility Preservation in Patients With Cancer: ASCO Clinical Practice Guideline Update. J Clin Oncol, 2018, 36 (19): 1994-2001.

188. Dolmans M M, Donnez J, Cacciottola L. Fertility preservation: the challenge of freezing and transplanting ovarian tissue. Trends Mol Med, 2021, 27 (8): 777-791.

189. Mulder R L, Font-Gonzalez A, Hudson M M, et al. Fertility preservation for female patients with childhood, adolescent, and young adult cancer: recommendations from the PanCareLIFE consortium and the international late effects of childhood cancer guideline

harmonization group. Lancet Oncol, 2021, 22 (2): e45-e56.